EIFERSUCHT

In nur wenigen Schritten die Eifersucht bekämpfen und wieder Vertrauen lernen

Die Persönlichkeitsexperten

Inhaltsverzeichnis

1. Einleitung

Eifersucht ...

Schon wenn man das Wort bloß aufgeschrieben sieht, geht bei vielen direct das eigene Kopfkino an. In zahlreichen Filmen und Büchern wurde beschrieben, was Menschen fähig sind zu tun, wenn sie Eifersucht empfinden. Othello bringt die heißgeliebte Desdemona um, Professor Snape leidet, weil er eifersüchtig auf den Vater von Harry Potter ist, und Christian Grey aus „Fifty Shades" ist ebenfalls erklärter Kontrollfreak und leidet an Eifersucht. Die Liste ließe sich noch beliebig verlängern.

Und wie geht es dir damit?

Empfindest du manchmal auch so ein bohrendes, quälendes Gefühl und bist unruhig, wenn dein Partner oder deine Partnerin plötzlich länger arbeiten muss? Oder wenn eine attraktive Person in der Fußgängerzone angesehen wird? Oder wenn da jemand anders ein Lächeln erhält – aber du nicht?

Wenn du jetzt verschämt zugestehen musst, dass du tatsächlich manchmal eifersüchtig reagierst und gar nicht anders kannst, dann bist du in allerbester Gesellschaft. Denn rund 98 % aller Menschen[1] kennen dieses Gefühl in seiner leichten Form. Solange es nur gelegentlich aufkommt und es für keinen der Partner zu einer Belastung wird, ist dies auch gar kein Problem. Aber manchmal ist es nicht so einfach, die kreisenden Gedanken abzuschalten und die eigenen Emotionen zu zügeln.

---

1 https://sz-magazin.sueddeutsche.de/liebe-und-partnerschaft/wer-sagt-er-sei-noch-nie-eifersuechtig-gewesen-ist-fuer-mich-hochauffaellig-80907, https://www.spiegel.de/spiegelwissen/eifersucht-in-beziehungen-das-prickelnde-spiel-a-1118400.html

Wenn sich bei dir so etwas wie Scham, eine leichte Trauer oder gar ein Gefühl der Hilflosigkeit meldet, weil es dir manchmal ausgesprochen schwerfällt, diese Emotion in den Griff zu bekommen – dann ist es definitiv an der Zeit, etwas zu ändern. Vor allem, wenn du selbst nicht länger möchtest, dass die Eifersucht immer wieder dein Leben und deine Beziehungen bestimmt. Weil du schon aus eigener Erfahrung weißt, was sie anrichten kann ...

Tatsächlich ist Eifersucht ein ausgesprochen mächtiges Gefühl (bzw. genauer ein Gemisch aus unterschiedlichen Gefühlen), das mit Leichtigkeit Beziehungen zerstören kann. Auch wenn sie von manchen Menschen beschönigend als die kleine Schwester der Treue bezeichnet wird. Aber Treue, die nur dadurch besteht, weil einen ein Partner immer wieder kontrolliert und unter Druck setzt – das ist doch alles andere als erstrebenswert. Vor allem, weil wir auch alle wissen, dass jemand, der nur unter Zwang etwas tut, bei nächstpassender Gelegenheit versuchen wird, aus diesem Korsett auszubrechen. Wäre es da nicht deutlich besser, eine Beziehung zu führen, die dem anderen die Luft zum Atmen lässt?

Natürlich! Sagst du jetzt. Das wäre viel besser und harmonischer!

Wenn wir das eigentlich sogar schon wissen, warum unterliegen wir dennoch immer wieder unserer Eifersucht?

Weil es sich offenbar um ein universelles Gefühl handelt, das sogar Tiere zeigen, wie Studien mit Hunden[2] belegen. Auch bei Katzen[3] und Pferden[4] wird ähnliches beobachtet. Leider hat Eifersucht jedoch gelegentlich bei Menschen die unglückliche Tendenz, zu einem echten

---

2 https://www.look-tierschutzverein.de/100-studie-eifersucht-bei-hunden, https://www.spiegel.de/wissenschaft/natur/eifersucht-bei-hunden-gefuehl-kennt-nicht-nur-der-mensch-a-982601.html
3 http://katzenhilfe-westerwald.de/wp-content/uploads/2017/01/Flyer_Die_eifersuechtige_Katze.pdf
4 https://equine-behaviour.de/de/schlichterverhalten

Problem zu werden, das das Leben regelrecht vergiftet. So ist Eifersucht nachweislich ein echter Beziehungskiller – rund die Hälfte der im Rahmen einer Studie, die beauftragt worden war von der Dating-Agentur ElitePartner, befragten 3.000 Menschen (alle befanden sich in einer Partnerschaft), gaben an, dass Eifersucht für sie ein Trennungsgrund wäre.[5] Kein Wunder, denn ohne grundsätzliches Vertrauen kann eine Partnerschaft auf Dauer einfach nicht funktionieren. Übrigens macht Eifersucht so attraktiv wie Geiz und Kleinlichkeit, sie ist ein knallhartes Ausschlusskriterium bei ersten Dates.[6] Für 17 % ist sie laut einer Statista-Umfrage aus dem Jahr 2014 sogar ein absolutes No-Go.[7]

Nach anderen Umfragen waren nahezu alle Befragten schon einmal eifersüchtig oder wären es, wenn der Partner eine intime Beziehung zu einer dritten Person eingeht.[8] Rund 80 % der Deutschen bekennen sich sogar zu ihrer Eifersucht, nur 18 % geben an, keine zu kennen.[9] Lediglich für Autisten ist dies wirklich eine Art blinder Fleck, sie sind die einzigen Menschen, denen Eifersucht komplett fremd ist.

Weil sie so umfassend ist, ist Eifersucht ein beliebtes Thema wissenschaftlicher Studien – mit teils interessanten, teils skurrilen Ergebnissen. So ziehen sich Eifersüchtige beispielsweise belegbar besonders schrill an, um Aufmerksamkeit zu erhalten und sich von der Konkurrenz abzuheben. In der Studie der Nanyang Technological Uni Singapur stellte sich außerdem heraus, dass sogar

5 https://www.elitepartner.de/magazin/trennungsgruende.html
6 https://www.zeit.de/kultur/2017-09/beziehungen-eifersucht-morde-psychologie-10nach8
7 https://de.statista.com/statistik/daten/studie/425805/umfrage/umfrage-in-deutschland-zur-einstellung-gegenueber-eifersucht/
8 https://uol.de/einblicke/25/eifersucht-ein-kind-der-liebe/
9 https://www.freundin.de/Eifersucht-Plaedoyer-fuer-ein-verkanntes-Gefuehl-155631.html

die Furcht davor, dadurch peinlich zu wirken, gegen Eifersucht keinerlei Chance hat.[10] Rund 20 % schnüffeln wegen dieser Emotion im Smartphone ihres Partners[11] – obwohl sie damit die Privatsphäre missachten, was eigentlich sogar strafbar wäre. Außerdem schaden sie damit ihrer eigenen Gesundheit.[12] Wissenschaftler aus Delaware konnten nachweisen, dass bei eifersüchtigen Frauen die Sinneswahrnehmung eingeschränkt ist. Befanden sie sich in diesem Zustand, dann fühlten sich die Probanden emotional so unwohl, dass sie vertraute Objekte nicht erkennen konnten – und je eifersüchtiger sie waren, desto verstörter reagierten sie.[13] Aus anderen Forschungen ging hervor, dass Frauen, die die Antibabypille nehmen, besonders eifersüchtig sind ...[14] Diese Liste ließe sich noch deutlich verlängern.

---

10 https://scholars.lib.ntu.edu.tw/bitstream/123456789/105668/1/9.pdf
11 https://www.kaspersky.de/about/press-releases/2018_digitale-eifersucht, https://www.ritex.de/eifersucht/ ,
12 https://www.epochtimes.de/gesundheit/studie-aus-kopenhagen-belegt-haeufige-facebook-nutzung-macht-ungluecklich-a2059375.html
13 https://www.wissenschaft.de/umwelt-natur/eifersucht-macht-blind/
14 https://www.sciencedirect.com/science/article/pii/S1090513816303324

1.1 Was genau ist eigentlich Eifersucht?

Das Substantiv Eifersucht ist entstanden aus den althochdeutschen Begriffen *eiver* (das Herbe, Bittere, Erbitterung) und *suht* (Krankheit, Seuche). Und es ist in der Tat eine „bittere Krankheit", von der eifersüchtige Menschen betroffen sind. Denn sie kämpfen verzweifelt darum, Liebe, Aufmerksamkeit, Zuneigung oder Respekt von dem anderen zu bekommen, die sie ihrer Meinung nach entweder gar nicht oder in zu geringem Ausmaß erhalten.

In erster Linie ist diese Empfindung ein Signal dafür, dass uns der andere wichtig ist. Und deshalb haben wir Angst davor, ihn zu verlieren. Allerdings weist sie uns ebenfalls darauf hin, dass dringend etwas anders werden muss – in der Beziehung und vor allem in unserem Inneren. Das Schlimme dabei: Der Partner hat keine Chance, den unter Eifersucht Leidenden vom Gegenteil zu überzeugen, also dass dieser gar nicht eifersüchtig sein muss.

Bei dieser Emotion ist aber noch etwas anderes bezeichnend: Sie kommt schleichend. Außerdem ist dieses Gefühl so mächtig, dass es sogar die Kommunikation mit dem Partner verändert. Die Eifersucht steuert nämlich nicht nur WORÜBER, sondern auch WIE gesprochen wird. Beispielsweise redet dann jeder dritte Mensch schlecht über seinen Partner[15], um ihn herabzusetzen und so den eigenen Schmerz (und auch die Scham!) zu verkleinern. Eifersüchtige Kommunikation mit dem Partner tendiert zudem dazu, aggressiv und laut zu werden – und geht sogar bis hin zur Androhung körperlicher Gewalt.

Laut Duden handelt es sich bei Eifersucht um eine „stark, übersteigerte Furcht, jemandes Liebe oder einen Vorteil mit einem anderen teilen zu müssen oder an einen anderen zu verlieren".

---

15 https://www.bewusstes-zentrum.de/krankhafte-eifersucht/

Eifersucht ist übrigens ebenso ein häufiges Thema für Psychologen, vor allem wenn sie ins Krankhafte umschlägt. Laut psychologischer Definition ist eine Person dann eifersüchtig, wenn sie „sich durch eine besondere Beziehung eines ihr wichtigen Menschen zu einer dritten Person vernachlässigt, betrogen oder bedroht fühlt." Man sieht, hier kommt neben der reinen Verlustangst noch eine weitere Komponente hinzu, nämlich die Befürchtung, zusätzlich noch Negatives zu erleiden.

Zumeist wird der Begriff Eifersucht nur in Bezug auf partnerschaftliche, vor allem erotische Beziehungen genutzt, doch sie entsteht nicht nur in Liebesbeziehungen. Auch in Freundschaften kann es zu Eifersüchteleien kommen, wenn z.B. einer der Freunde engeren Kontakt mit einer anderen Person pflegt. Aber im Job gibt es ebenfalls Situationen, wo Menschen diese Emotion empfinden, etwa wenn der Chef einen anderen Mitarbeiter bevorzugt oder diesen vor anderen besonders lobt. Sogar Ärzte können auf ihre Patienten eifersüchtig reagieren oder frischgebackene Väter auf den Nachwuchs, weil die Partnerin dem Kind so viel Aufmerksamkeit schenkt. Besonders verbreitet ist allerdings die Eifersucht auf Ex-Partner, auf Hobbys, Nachrichten auf dem Handy oder dem Computer (bei 4 von 10 Paaren gab es deshalb schon einmal Streit[16]). Beliebte, aber für die meisten durchaus auch verständliche Gründe sind eine vergangene Affäre oder ein aktueller Seitensprung. Hierbei handelt es sich nicht nur um „Verdächtigungen", sondern um akute, tatsächliche Vorkommnisse.

Für Eifersucht sind demnach mindestens drei Personen erforderlich: ein Betroffener, ein Partner und ein „Rivale", der die Emotion triggert und aufkeimen lässt. Denn dieser erhält vermeintlich die Aufmerksamkeit oder Liebe, die man gerne selbst bekommen würde.

---

16 https://www.kaspersky.de/about/press-releases/2018_digitale-eifersucht, https://www.ritex.de/eifersucht/ ,

Ja, genau. Für Eifersuchtsgefühle ist nicht einmal eine echte Untreue erforderlich, hierfür können bereits an sich unschuldige Blicke, Berührungen, Sätze oder gar unabsichtliche Bevorzugungen ausreichen. Sogar diese eigentlich neutralen Gesten, Aussagen, Tatsachen bringen bereits beim Eifersüchtigen das Kopfkino auf Hochtouren und führen zu Ängsten, zu Unsicherheit und Traurigkeit oder sogar zu Hass. Im Extremfall sind daher drastische Handlungen möglich, etwa das Zerkratzen des Autos des vermeintlichen Rivalen oder noch Schlimmeres. Dabei ist der Eifersüchtige eigentlich nicht eifersüchtig auf eine konkrete Person, sondern auf die Beziehung, die der Partner und der Rivale miteinander haben.

Voraussetzung für das Entstehen so einer überstarken Angst, die Beziehung oder den Partner zu verlieren, ist, dass die Beziehung als wertvoll angesehen wird und als besonders exklusiv. Da der drohende Verlust des Partners das Selbstbild und das Selbstbewusstsein potentiell schädigt, entsteht irrationales Verhalten. Häufiger Auslöser für solche Verlustängste ist eine Selbstunsicherheit des von Eifersucht Betroffenen. Denn der kann in letzter Konsequenz nicht wirklich glauben, dass er genügend liebenswert oder attraktiv ist, um nicht von jedem potenziellen Nebenbuhler mit spielerischer Leichtigkeit ausgestochen zu werden.

Insofern geht es bei Eifersucht häufig genug auch um Macht und die Wahrung von Besitzständen – aber nicht wirklich um echte, tief empfundene Liebe. Deshalb ist die vielgehörte Behauptung, es handele sich hierbei um einen Liebesbeweis, letztlich Unfug. Übrigens ist auch das Bekennen der eigenen Eifersucht dem Partner gegenüber oftmals eher Mittel zum Zweck, denn dadurch wird häufig versucht, ihn zu einem Bekenntnis zu nötigen. Dies hat aber noch eine weitere unfaire Komponente: So pflanzen wir nämlich zusätzlich dem von uns so verzweifelt geliebten Menschen den Gedanken ein, dass er uns womöglich sogar etwas schuldig ist – schließlich lieben wir ihn (oder sie) so sehr, dass wir eifersüchtig sind.

Angestachelt durch die extrem schmerzhaften Verlustängste neigen eifersüchtige Menschen aber auch dazu, dem anderen hinterher zu spionieren, seine privaten Sachen zu durchsuchen und Beweise seiner Liebe und Treue einzufordern. Da werden schnell mal Dienstreisen genutzt, um beispielsweise heimlich in die Wohnung des Partners zu gehen und nach seinem Tagebuch zu stöbern, seine Post durchzulesen und noch mehr. Kurz: Eifersucht engt den Partner ein und es geht um Kontrolle. Wer sich nicht selbst liebt, der hat auch nicht das Urvertrauen, dass der Partner seine Liebe aufrichtig meint – immerhin fühlt man sich nicht einmal selbst liebenswert.

Das sind harte Wahrheiten, nicht wahr? Aber obwohl Eifersucht grundsätzlich natürlich ein menschliches, legitimes Gefühl ist, wird dadurch deutlich, wie wichtig es ist, dass du diese Emotion in den Griff bekommst, bevor sie dein ganzes Leben vergiftet. Nichts kann zerstörerischer sein als unreflektierte Eifersucht.

1.2 Ist Eifersucht „normal"?

Es deutet alles darauf hin, dass es sich bei Eifersucht um ein tendenziell instinktives Verhalten handelt. Wissenschaftler der University of California in Davis haben anhand von Studien mit Primaten (in diesem Fall Rote Springaffen) Indizien dafür gefunden, dass der Erhalt von monogamen Beziehungen eng damit zusammenhängt, dass eine Trennung Eifersucht und damit Schmerz verursacht.[17] In diesem Sinne ist Eifersucht also ein Druckmittel.

Die biologische Erklärung für Eifersucht ist, dass sie uns motiviert, uns unserem Partner wieder anzunähern und dafür zu sorgen, dass er morgen nicht einfach weg ist. Sie stärkt die Bindung zwischen zwei Menschen, weil sie signalisiert, dass eine Beziehung Aufmerksamkeit braucht – und auch, dass wir sie als erhaltenswert einstufen.

Obwohl Eifersucht also ganz sicher tiefverwurzelt ist, ist sie dennoch kein Naturgesetz!

Bei der Entstehung von Eifersucht beim Menschen liegen vor allem kulturelle und soziale Mechanismen zugrunde, die Evolution spielt eine deutlich geringere Rolle als bislang zumeist angenommen.

Tatsächlich macht hier – wie immer – die Dosis das Gift: Ein wenig Eifersucht kann gelegentlich durchaus reizvoll sein und wird von 72 % der Deutschen sogar als normal empfunden (gilt aber auch nur dann als ok, wenn offen damit umgegangen wird!)[18], aber gerät sie außer Kontrolle, so stellt das permanente Kontrollieren eine echte Belastung für jede Beziehung dar. Wird Eifersucht nicht aufgearbeitet, so wächst sie im Laufe des Lebens immer weiter und

---

17 https://www.scinexx.de/news/biowissen/was-bei-eifersucht-im-gehirn-passiert/
18 https://de.statista.com/statistik/daten/studie/425805/umfrage/umfrage-in-deutschland-zur-einstellung-gegenueber-eifersucht/

variiert sogar - durch die Erfahrungen, die wir machen. Eben diese Erfahrungen sind letztlich auch Ursache sowie Auslöser für die Eifersucht – nicht der konkrete Partner oder der Rivale. Eine gute Nachricht gibt es aber schon: Eifersucht wird im Alter vielfach geringer; zudem nimmt sie tendenziell ab, je länger man mit einem Partner zusammen ist.

Die wichtigsten Ursachen, weshalb jemand zu Eifersucht neigt, sind:

- Fehlendes Selbstvertrauen

- Verlustangst

- Schlechte Erfahrungen

Egal was konkret als latentes, zugrundeliegendes Bedürfnis bei einem eifersüchtigen Menschen anzusetzen ist – es geht stets in letzter Instanz immer um ihn selbst.

Ernüchternd, nicht wahr?

Aber das ist die schmerzliche Wahrheit: Es geht dem Eifersüchtigen nicht wirklich um den Partner oder den vermeintlichen Rivalen, es geht vielmehr um die Durchsetzung oder Gefährdung eigener Motive und Bedürfnisse. Eifersucht ist selbstbezogen – und damit das genaue Gegenteil von Liebe. Gleichgültig, was auch immer behauptet wird. Schließlich liegt der Eifersucht der Glaube zugrunde, dass wir den anderen gewissermaßen besitzen und ihn festhalten müssen. Dadurch ist sie in Wahrheit sogar extrem zerstörerisch und treibt den anderen fort.

1.3 Gibt es ein Mittel gegen die Eifersucht?

Früher, als es noch die Sowjetunion gab, kursierten viele Witze mit amüsanten Antworten des fiktiven Radiosenders Eriwan. Kernpunkt: Obwohl etwas offiziell richtig war, wurde in Wahrheit genau das Gegenteil gemacht oder befürwortet. Die Antworten begannen immer mit: „Im Prinzip ja, aber ..." Ähnlich ist es auch in Bezug auf die Eifersucht. Ja, es ist möglich, sie in den Griff zu bekommen. Wer jetzt aber nach einer Art universellem Zauberspruch sucht, der das Ganze mit einem Fingerschnipsen beendet ... sorry, nein.

So klappt es leider nicht.

Und wer dir das verspricht, der macht es sich zu leicht. Derartige leichte Hilfen haben zudem die unselige Angewohnheit, einem direkt bei der nächsten Gelegenheit wieder auf die Füße zu fallen. Sprich: Sie bringen nichts – vor allem dann, wenn du sie wirklich brauchst. Im Ernstfall. Also wenn du wieder Angst hast, dass dein Partner vielleicht gerade dabei ist, jemand anders kennenzulernen ...

Ganz ehrlich: Eine Eifersucht-Therapie kann nur dann erfolgreich sein, wenn die betroffene Person als Mensch wächst – beruflich, privat, persönlich und als Gruppenmensch. Erst wenn du es schaffst, dich persönlich weiterzuentwickeln, indem du deine Schwachstellen erkennst und positive Alternativen dagegensetzen kannst, dann wird es klappen. Eifersucht bekämpfst du nämlich am besten graduell – also Schritt für Schritt. Und es ist wichtig, dass du das Erarbeitete in die Praxis umsetzt, es ausprobierst und dadurch feststellst, wie es sich für dich anfühlt. Welche Handlungsalternativen diejenigen sind, die dir persönlich am besten helfen. Ins Tun kommen ist entscheidend, wenn du die Emotion überwinden willst. Und es ist von großer

Bedeutung, dass du selbst entdeckst, was dir im Ernstfall am meisten dabei hilft, die Eifersucht in den Griff zu bekommen. Denn jede Eifersucht ist so individuell wie der Mensch, der dahintersteckt. Schließlich ist sie ein Ergebnis deiner ganz persönlichen Erfahrungen. Deshalb ist es aber auch nicht sinnvoll, mit vorgegebenen Tipps arbeiten zu wollen. Denn diese werden dich nicht genügend ansprechen, dich so berühren, dass sie dir etwas – das Richtige! – sagen.

Deshalb dient das 10-Schritte-Programm eher als Richtungsgeber, der dir ermöglicht, in deinem Tempo und deinen Bedürfnissen folgend, deine ganz eigene Reise weg von der Eifersucht zu beschreiten. Zunächst wirst du dabei erkennen, wie sie dein Leben beeinflusst, wie sie sich artikuliert und wann sie dir wie „dazwischenfunkt". Hast du dies verstanden, dann kannst du sie erkennen – auch in Verkleidungen und weißt, wann die Eifersucht wieder versucht, dein Denken und Handeln zu übernehmen. Hast du diesen wichtigen Schritt getan, dann bist du bereit, die Eifersucht effektiv zu bekämpfen – und letztlich in ein vertrauensvolles, neues Leben ohne sie durchzustarten.

Es ist die Mühe wert! Ganz sicher!

Wenn du lernst, dass Eifersucht nichts mit der Beziehung und dem Partner zu tun hat, bist du wieder frei in deinen Entscheidungen. Schließlich sind es deine eigenen misstrauischen, angsterfüllten Gedanken, die die Verlustangst in dir auslösen. Durch diese wiederum wird das Vertrauen in die Treue des Partners zerstört. Und was meinst du, wie es sich für ihn anfühlen muss, dass du ausgerechnet ihm nicht vertraust?

Wenn das der Grund dafür ist, weshalb du dich für dieses 10-Schritte-Programm entschieden hast – nämlich um deine Eifersucht endlich zu bekämpfen – dann kannst du schon jetzt stolz auf dich sein. Denn wie sagt ein altes aber sehr weises Sprichwort bekanntlich? Einsicht ist der erste Schritt zur Besserung. Und das stimmt wirklich.

Also starte am besten jetzt gleich mit diesem Programm, damit du dich schon bald über Verbesserungen und Erfolge freuen kannst. Schließlich beginnt auch der längste Weg immer mit dem ersten Schritt – in diesem Fall mit dem Lesen dieses Buches und den Übungen.

Du wirst außerdem beim Lesen feststellen, wie wichtig es ist, mit deinem Partner oder deinem Umfeld ehrlich und offen über deine Problematik zu sprechen. Denn wer sich offenbart, zeigt, dass er daran interessiert ist, etwas zu verändern und Dinge zu verbessern. Dies wiederum öffnet Türen. Und gemeinsam eine Lösung zu finden, ist das Beste, was du für deine Beziehung tun kannst. Dies beweist gegenseitiges Vertrauen und wird die Beziehung auf die nächsthöhere Stufe heben.

Ebenso wirst du erfahren, dass es wichtig ist, dein Selbstwertgefühl zu verbessern. Denn nur dann bist du in der Lage, aus tiefstem Herzen zu glauben, dass du ein wertvoller Mensch bist, den man nicht mal eben so gegen einen anderen austauscht. Diese Befürchtung solltest du aus dem Kopf und dem Herzen jagen. Deshalb wirst du auch erfahren, wie wichtig es ist, dass du ab sofort alles dafür tust, um unabhängiger von deinem Partner zu werden. Freue dich auf neue, tolle Hobbys, eigene Freunde, außergewöhnliche Erlebnisse und noch vieles mehr.

Du siehst: Dieses Programm wird dein Leben nachhaltig verändern. Mach dich auf eine spannende Reise zu dir selbst und erlebe, wie du zu dem wunderbaren, souveränen Menschen wirst, der schon immer in dir gesteckt hat. Lass ihn raus! Dieses Programm wird dich dabei unterstützen.

Und jetzt: Viel Spaß und Tschakka!

2. Ein paar Fakten…

Um die Emotion Eifersucht zu verstehen, ist es nützlich, ein paar Fakten zu dem Thema zu kennen. Denn wenn du an deiner Eifersucht arbeiten und sie überwinden möchtest, dann ist es erforderlich, eine gewisse innere Distanz dazu zu bekommen. Und das klappt umso leichter, je mehr man darüber weiß. Das ist ein bisschen so wie bei einem Gruselfilm: Wer die typischen Elemente kennt und weiß, nach welchen Regeln gespielt wird, der wird das Ganze viel cooler und entspannter sehen können. Eine der Grundregeln ist es beispielsweise, dass der Grusel dann beginnt, wenn die Gruppe der „Helden" sich trennt, um einzeln oder zu zweit eine Höhle, ein Haus oder einen finsteren Wald zu erkunden. Und das tun sie immer. Für den Zuschauer ist das ein klassisches Signal: Es geht los – Kissen hoch. Auch die Musik oder der Ton sind wichtige Indizien dafür, wann es sich lohnt, das Kissen vor die Augen zu halten. Denn sie setzen immer dann ein oder komplett aus, wenn etwas Spannendes bevorsteht.

Insofern macht es durchaus Sinn, sich ein wenig eingehender mit der Tatsache Eifersucht zu befassen. Denn wer seinen Gegner genau kennt, der findet auch dessen Schwächen. Das Gesetz jedes Endgames. Und ganz klassisch ausgedrückt mit dem Sprichwort: Wissen ist Macht!

2.1 Was unterscheidet Eifersucht von Neid?

Viele Menschen glauben, dass Neid quasi das Alter Ego von Eifersucht ist oder schlicht ein anderer Begriff dafür. Dem ist nicht so. Knapp gesagt geht es bei Neid darum, etwas unbedingt auch haben zu wollen, was ein anderer besitzt. Oftmals ist man zutiefst davon überzeugt, dass das Objekt des Neides einem viel mehr zusteht als dem anderen und man ein natürliches Anrecht darauf hat. Weil es sich bei Neid um eine destruktive Emotion handelt, die Menschen regelrecht zerfressen kann, wird sie übrigens zu den sieben christlichen Todsünden gezählt.

Bei Eifersucht ist dagegen ein ganz anderer Aspekt wichtig: Denn hierbei geht es um die Angst etwas zu verlieren, nämlich die Liebe oder die Aufmerksamkeit von einem anderen Menschen bzw. Lebewesen. Eifersucht wird als „lässliche Sünde" eingestuft, oftmals wird sie sogar als besonders intensive Form der Liebe gewertet. Allerdings hat diese Emotion mitunter die Tendenz, über das Ziel hinauszuschießen – und dann wird das Leben für alle Beteiligten ausgesprochen anstrengend und schwierig.

Vielleicht gilt Eifersucht deshalb als eine Art Kavaliersdelikt, weil sogar der Gott der Bibel ein eifersüchtiger Typ ist. Immerhin weist er seine Gläubigen bereits in seinen „Grundregeln", den zehn Geboten, darauf hin, dass sie keine anderen Götter neben ihm haben dürfen – und das ist sogar das allererste Gebot.

2.2 Gefühl oder doch mehr?

Genaugenommen ist Eifersucht, wie bereits angedeutet, kein Gefühl, sondern vielmehr eine Mischung aus verschiedenen Gefühlen und Verhaltensweisen: es spielen Angst, Misstrauen sowie Neid hinein. Eine weitere Komponente der Eifersucht sind vielfach Minderwertigkeitsgefühle, die aus der Kindheit resultieren. Etwa wenn man immer wiederkehrende Abwertungen im Elternhaus erfahren musste. Typische Sätze sind beispielsweise: Das kannst du nicht, wie kann man sich nur so dumm anstellen, andere haben damit keine Probleme etc. Eifersüchtige Menschen neigen des Weiteren dazu, sich vernachlässigt zu fühlen, zu kontrollieren, dem anderen hinterher zu spionieren. Typischerweise werden etwa E-Mails, SMS, WhatsApp-Nachrichten etc. heimlich gecheckt, um die Wahrheit herauszufinden (Grundannahme also: mein Partner hintergeht mich). Dabei handelt es sich übrigens nicht nur um einen Vertrauensbruch, sondern dies ist grundsätzlich sogar strafbar! Ebenfalls mögliche Komponenten des Gefühlsgemisches Eifersucht sind Schuldgefühle, Ärger, Wut und sogar … Hass.

Durch dieses beinahe unübersichtliche „Gemengelage" ist es so schwierig, mit solchen Gefühlsgemischen angemessen und erfolgreich umzugehen. Für einen selbst und auch für den Partner. Diese meinen häufig gerade in der Anfangsphase, das Verhalten tolerieren zu können und leiden deshalb lieber still darunter. Leider genau falsch! Tatsächlich aber wird damit der Eifersucht Tür und Tor geöffnet, denn sie wird sich im Laufe der Zeit steigern und damit die Lage immer schwieriger machen.

2.3 Worum geht es eigentlich wirklich bei Eifersucht?

Ebenso vielfältig wie die unterschiedlichen, menschlichen Charaktere sind auch die Bedingungen, die den Nährboden für Eifersuchtsanfälle bilden können. Bei dem einen geht es etwa um die Sicherung von wichtigen Bedürfnissen. Tritt der Fall ein, dass möglicherweise der „Ernährer" abzuwandern droht, dann wird der unter Eifersucht Leidende alles versuchen, dies zu verhindern. Ähnlich ist es, wenn dem Partner die Rolle des Status- oder Prestigegebers zukommt und diese Aspekte ein wesentliches Element für das eigene Leben sind. Manche Leute sorgen sich aber auch, den Freund und Vertrauten im Partner zu verlieren (vor allem, wenn man gemeinsame Kinder hat).

Grundvoraussetzung ist dabei stets eins: Die Beziehung wird als sehr wertvoll eingestuft. Sie deckt ein besonderes Bedürfnis des von Eifersucht Betroffenen ab.

Viele Menschen haben ein immenses Problem, den Status der Einzigartigkeit zu verlieren. Sie benötigen das Gefühl, für den anderen etwas Besonderes zu sein und dass die von ihnen gelebte Beziehung exklusiv ist. Von großer Bedeutung ist dieser Grundgedanke vor allem dann, wenn eine Selbstwertproblematik im Raum steht und der von Eifersucht Betroffene den Eindruck hat, in irgendeiner Form mit dem wahrgenommenen Rivalen in einem Wettbewerb zu stehen – sei es im Hinblick auf Attraktivität, Intelligenz, Erfolg, o.ä.

Besonders ausgeprägt tritt der Wunsch nach Einzigartigkeit in Bezug auf die Sexualität auf, vor allem in diesem Bereich besteht ein Bedürfnis der Ausschließlichkeit. Das Teilen des Partners ist – außer in sogenannten polyamoren Beziehungen – für die meisten Menschen ein absolutes No-Go. Interessanterweise gibt es in polyamoren Beziehungen anscheinend insgesamt weniger Probleme mit Eifersucht.[19]

Gebraucht zu werden verbinden die meisten Menschen ebenfalls mit einem guten Gefühl, lässt jedoch die Aufmerksamkeit des anderen nach, beispielsweise daran spürbar, dass nicht mehr möglichst jede Minute miteinander verbracht wird, so kommt Unsicherheit auf. Hintergrund: Keiner von uns will austauschbar sein. Je intensiver dieses Bedürfnis existiert, desto größer ist die Eifersuchtsgefahr.

Ähnlich verhält es sich mit der Zuwendung des Partners: Wer seiner Ansicht nach nicht mehr genügend davon erhält, wird dies schmerzlich empfinden und vermutlich bereits einen potenziellen Verlust des Partners am Horizont drohen sehen. Für Menschen ist aber Zuwendung ein absolutes Grundbedürfnis.

Für einige Leute ist der Sozialwert das entscheidende Thema. Sie befürchten, dass „die anderen" negativ über sie sprechen, wenn sich der Partner etwas Besseres sucht – denn dann könnte es sein, dass das Umfeld sich fragt, was mit ihnen nicht stimmt oder welche negative, abschreckende Eigenschaft man hat.

Auf der anderen Seite geht es Eifersüchtigen gelegentlich auch schlicht um Macht über einen anderen Menschen, sie streben nach Kontrolle. Möglicherweise um sich selbst aufzuwerten und sich nicht machtlos und unbedeutend fühlen zu müssen. In etwas abgewandelter Form tritt dies vor allem dann auf, wenn der Eifersüchtige zu Neid neigt. Er wird dann getriggert, wenn er den Eindruck gewinnt, dass er nicht die gleichen Rechte, Vorteile in einer Beziehung oder den gleichen Nutzen aus einer Beziehung zieht.

---

19 http://www.polyamorie.de/eifersucht-silvios-poly-buch-online-55.html,
https://uol.de/einblicke/25/eifersucht-ein-kind-der-liebe/

Übrigens sind nicht nur stark selbstunsichere Menschen besonders eifersüchtig, wie häufig zu lesen ist, sondern ausgerechnet auch diejenigen, die selber gerne fremdflirten, wie die Psychologen Angela M. Neal und Edward P. Lemay von den Unis South Carolina Lancaster und Maryland herausfanden (publiziert im Journal of Social and Personal Relationships)[20] – vielleicht aus gutem Grund und als Rechtfertigung oder um die Schuld auf den anderen zu übertragen...

---

[20]https://www.researchgate.net/publication/320309374_The_wandering_eye_perce ives_more_threats_Projection_of_attraction_to_alternative_partners_predicts_anger _and_negative_behavior_in_romantic_relationships

2.4 Entstehung von Eifersucht

Wie beurteilen Betroffene Eifersucht selbst? Für 94 % ist diese Emotion fast immer mit dem Gefühl der Vernachlässigung verbunden (laut einer Studie der Forschungsgruppe „Emotion und Kommunikation" der Universität Oldenburg).[21] Man fühlt sich vom Partner zu wenig beachtet und befürchtet, dass er kein Interesse mehr an einem hat und dass ein Verlassenwerden droht. Diese intensive Verlustangst wurde im Verlauf des Lebens erlernt. Beispielsweise wenn man als Kind den Tod von engen Angehörigen erleben musste. Alternativ kann es vorkommen, dass sich ein Kind nicht genug geliebt und beachtet fühlt – es erlebt dadurch eine potentielle Vorstufe des Verlassenwerdens. Für Kinder stellt so etwas wiederum aber eine akute Bedrohung dar. Denn allein gelassen zu werden bedeutet, dass sie nicht überleben können.

Diese einmal erlernte Grundangst kann in späteren Beziehungen in gewandelter Form, quasi in Verkleidung, wiederauftauchen. Da Aufmerksamkeit häufig mit Liebe gleichgesetzt wird, wird ein vermeintliches Einbüßen von Aufmerksamkeit daher schnell zu einem regelrecht existenziellen Problem für einen unter Eifersucht leidenden Menschen werden. Denn nichts ist schlimmer als das Gefühl, dass du deinem geliebten Gegenüber nicht wichtig genug, für ihn quasi wertlos bist – denn jemandem etwas zu bedeuten, ist eines der absoluten Grundbedürfnisse von Menschen. Personen, die unter solchen Verlustängsten leiden und sowieso ständig innerlich zweifeln, ob sie ihrem Partner wichtig sind, sind zugleich ständig auf der Hut, achten wie Getriebene auf jedes Signal des anderen. In diesem Zustand sind sie unfähig, einem anderen Vorschussvertrauen zu schenken. Weil sie schon einmal bitter enttäuscht wurden – ihnen ist dies jedoch nur nicht mehr präsent, weil die eigentliche Ursache bereits viel zu lange zurückliegt. Und deshalb übertragen sie die in

---

21 http://www.presse.uni-oldenburg.de/f-aktuell/9720ebsc.html

ihrem Innersten ständig nagenden Zweifel und Befürchtungen auf den aktuellen Partner.

2.5 Wozu gibt es denn überhaupt Eifersucht?

So komisch es jetzt klingen mag, vermutlich hat diese menschliche Emotion entwicklungsgeschichtlich tatsächlich einen Sinn. Viele Studien bestätigen beispielsweise die sogenannte „Elternaufwandtheorie". Hierbei geht es trotz des komplizierten Begriffs um einen simplen Grundsatz: Männer sind eifersüchtig, weil sie sicherstellen möchten, dass der gemeinsame Nachwuchs auch von ihnen stammt. Es geht hier also um Weitergabe der eigenen Gene und das Bestreben, kein Kuckuckskind großziehen zu müssen. Bei Frauen wiederum soll die Eifersucht eher ihre Wurzeln darin haben, dass sie einen Partner an ihrer Seite benötigen, der sie versorgt, während sie die Kinder großziehen. Ein Indiz für diese Erklärungsweise ist zudem die Tatsache, dass Männer und Frauen unterschiedlich eifersüchtig sind: Männer empfinden Eifersucht, wenn die eigene Partnerin mit einem anderen Mann Sex hatte. Frauen geht es dagegen mehr um emotionale „Untreue", einen Seitensprung können sie tendenziell durchaus verzeihen – aber nicht, wenn eine andere Liebesbeziehung auftaucht. Nach neueren Studien ist dies zu differenzieren. So scheint Vertrauen und emotionale Bindung eine wesentliche bedeutendere Rolle in einer Beziehung zuzukommen als den evolutionären Fakten. Das heißt: Manchen Menschen ist eine emotionale Bindung wichtiger, anderen die Sexualität. Dies ist aber nicht abhängig vom jeweiligen Geschlecht. Wem seine Eigenständigkeit besonders wichtig ist, der wird sich mehr über einen sexuellen Seitensprung ärgern. Für die Personen, die eine starke emotionale Bindung an den Partner haben (unabhängig ob Mann oder Frau), ist emotionale Untreue schlimmer.[22]

---

22 https://pdfs.semanticscholar.org/55e7/b38af1969bb33b16fdd5e457a1faf43fc4e3. pdf

Interessanterweise ist Eifersucht offenbar auch kulturell bedingt bzw. die Stärke ihrer Ausprägung wird davon beeinflusst. Die genannte Studie belegt auch, dass brasilianische Männer extrem eifersüchtig sind (vielleicht begründet durch die Macho-Kultur in dem Land), während Japaner generell weniger Probleme damit haben.[23] Dies steht vermutlich in engem Zusammenhang damit, dass das Thema Fruchtbarkeit in Japan eine deutlich geringere Wertigkeit besitzt. Hier sind 1-Kind-Familien die Regel.

Dass sogar Tiere nachweislich Eifersucht empfinden können ist ein weiterer Beleg dafür, dass diese Emotion evolutionär verankert ist. Eine in der Zeitschrift „Animal Behaviour" veröffentlichte Studie von zwei Zoologinnen mit Pferden kann nachweisen, dass es hierbei vor allem darum geht, die eigene Stellung in einer Gruppe zu sichern. Diese wiederum ist Voraussetzung dafür, sich den Zugang zu lebensnotwendigen Ressourcen zu erhalten. Je mehr Sozialpartner, desto besser werden die Nachkommen geschützt und die eigene Stellung in einer Gruppe bleibt unangetastet – und damit auch der Zugang zu mehr und besserem Futter. Ganz nebenbei reduziert sich so auch die Gefahr, Opfer von Fressfeinden zu werden.[24] Eifersucht ist also alles andere als Liebe – sie sorgt dafür, dass enge Partnerschaften bestehen bleiben, die wiederum lebenswichtig sind.

Neuere Studien verfolgen eher die sogenannte Bindungstheorie als Erklärung. Dabei geht es darum, dass es unterschiedliche Typen von Menschen gibt – die einen sind z.B. eher bindungsängstlich. Da für sie Sex in einer Beziehung eine entscheidende Rolle spielt, bezieht sich auch ihre Eifersucht vor allem auf dieses Thema. Die Ursache

---

23 http://news.bbc.co.uk/2/hi/science/nature/3045410.stm
24 https://equine-behaviour.de/de/schlichterverhalten

für das jeweilige Bindungsverhalten eines Menschen ist in der Kindheit zu suchen.

Eine weitere Erklärung liefert die „Equity Theorie" von *Walster, Berscheid und Walster*.[25] Kern dieser Annahme ist es, dass alle Menschen danach streben, aus Beziehungen möglichst den gleichen Nutzen zu ziehen. Wer den Eindruck hat, dass er selber weniger investiert als der Partner, der wird sich unwohl fühlen. Diese Theorie funktioniert jedoch nicht in allen Fällen.

Die von Thibault und Kelley formulierte Austauschtheorie wiederum verfolgt einen eher der Wirtschaft abgeschauten Ansatz. Grundgedanke ist es, dass wir uns für unsere Handlungen „Belohnungen" wünschen, also Liebe, Status, Informationen o.ä. Hierfür können „Kosten" entstehen (Angst, Anfeindung, Verwirrung etc.). Beides sollte in einem möglichst ausgeglichenen Verhältnis zu einander stehen. Wer mehr Kosten in einer Beziehung erzeugt (also selbstunsichere Menschen), der befürchtet, dass der Partner dies irgendwann nicht mehr toleriert und sich aus dem Staub macht. Auch ist bei diesem Erklärungsversuch wieder die übliche Schwachstelle: Der Fokus richtet sich hierbei lediglich auf Menschen mit ausgeprägten Selbstzweifeln, andere Personengruppen werden ausgeklammert.

Festhalten lässt sich aber klar (auch wenn noch keine allgemein verbindliche Erklärung für das Phänomen Eifersucht vorliegt): Eifersucht ist unschön und hat viele Nachteile – für einen selber und für den Partner.

---

25 https://link.springer.com/chapter/10.1007/978-3-8349-6314-7_20

2.6 Arten von Eifersucht

„Na, so schlimm ist es bei mir vielleicht doch noch nicht. Bin ich dann vielleicht gar nicht eifersüchtig?" – denkst du das vielleicht gerade und bist etwas verwirrt? Tatsächlich gibt es Eifersucht in unterschiedlichen Stufen oder Ausprägungen. Die Psychologen unterscheiden drei grundsätzliche Varianten:

- die milde bzw. reaktive Eifersucht

- die mittelschwere bzw. besitzergreifende/verdächtigende Eifersucht

- die massive bzw. argwöhnisch-ängstliche Eifersucht

Bei der sogenannten reaktiven Eifersucht handelt es sich um eine eher normale Reaktion, die sich auf tatsächliche Ereignisse bezieht. Ein klassischer Fall wäre beispielsweise, wenn du Anzeichen dafür hast, dass dein Partner fremdgeht. Wer dann eifersüchtig auf die Neue oder den Neuen ist, der reagiert grundsätzlich normal. Entscheidend ist dabei das Vorliegen von konkreten Anlässen, die z.B. auf eine Untreue hinweisen. Sind handfeste Indizien ursächlich, handelt es sich sogar im Kern um ein angemessenes Empfinden.

Bei der besitzergreifenden bzw. verdächtigenden Eifersucht kippt das Ganze bereits etwas. Hiervon ist die Rede, wenn eine Person ständig misstrauisch ist – und zwar ohne echten Anlass hierfür. Zumeist tendiert der Eifersüchtige dann auch dazu, potenziell als „gefährlich" eingestufte Kontakte wenn irgend möglich direkt zu unterbinden. Dabei können unterschiedliche Mittel zur Anwendung kommen: So wird dem Partner beispielsweise verboten, alleine das Haus zu verlassen oder er darf nicht mehr an Orte gehen, wo er andere Menschen treffen könnte. Der Partner steht gewissermaßen unter dem Generalverdacht, sofort bei passender Gelegenheit abzuwandern. Um dies zu verhindern, werden große Anstrengungen unternommen. Ziel ist es vielfach, die Kontrolle über den anderen zu erlangen, was die Beziehung nachhaltig schädigen kann.

Die eigentliche krankhafte Eifersucht wird auch als argwöhnisch-ängstliche Eifersucht bezeichnet. Experten unterteilen sie wiederum in die Typen zwanghafte und wahnhafte Eifersucht. Zwanghaft heißt so viel wie, dass der Betroffene wie bei einer Zwangsstörung ständig über potenzielle Verfehlungen des Partners nachgrübeln muss. Dabei ist demjenigen aber durchaus bewusst, dass dies nicht die Realität ist. Dennoch gelingt es ihm nicht, die kreisenden Gedanken zu unterbrechen. Durch ein extremes Kontrollbedürfnis wird zudem dem Partner quasi jede Lebensqualität genommen.

Bei der wahnhaften Eifersucht liegen dagegen oft Persönlichkeitsstörungen als Ursache vor (etwa Störungen des Selbstbildes) oder persönliche Lebenserfahrungen.

Die gefährlichste Form, die pathologisch-reaktive Eifersucht, wird auch als Othello-Syndrom bezeichnet. Dieser sogenannte Eifersuchtswahn tritt meist um das 40. Lebensjahr auf und ist Begleiterscheinung eines psychischen Leidens. Hier ist der Betroffene unerschütterlich davon überzeugt, dass der Partner untreu ist. Dabei ist der Person überhaupt nicht bewusst, dass die Realität anders sein könnte. Sie lebt gewissermaßen in ihrer eigenen Welt und interpretiert alle Geschehnisse etc. nur auf dieses Thema hin. Der Leidensdruck ist für beide Parteien extrem hoch. Während der Betroffene häufig zu Alkohol, Drogen o.ä. greift und vielfach sogar den Suizid wählt (in 20 % der Fälle), sind die Partner gefährdet, Opfer von Stalking oder sogar von Gewalttaten zu werden.[26]

---

26 https://www.vice.com/de/article/jpyzz3/das-othello-syndrom-das-leben-mit-der-toedlichen-eifersucht

2.7 Symptome

Wer unter Eifersucht leidet, der kann an sich selbst unterschiedliche Symptome – sowohl psychischer als auch physischer Art – feststellen. Außerdem treten gewisse typische Verhaltensweisen auf, die sich gegen den verdächtigten Partner richten und das Klima in einer Beziehung vergiften.

Mögliche Indizien sind beispielsweise, dass Sachen des Partners durchschnüffelt werden. So werden etwa Tagebücher, Smartphones oder Rechner in einer unbeobachteten Minute ausgespäht. Ebenfalls wird gerne mal an der Kleidung geschnuppert (ist fremdes Parfüm oder After Shave zu riechen? Ist Zigarettenrauch o.ä. wahrzunehmen?). Auch ein Abfangen der Post, um die Absender der Briefe zu prüfen und diese womöglich sogar über Wasserdampf zu öffnen, kann vorkommen. Durch das extreme Kontrollbedürfnis neigt der unter Eifersucht Leidende außerdem dazu, dem Partner Vorschriften zu machen – wo er hingehen darf, mit wem er sich treffen darf, wie das Outfit zu sein hat und – und – und. Bei den Anlässen sind Eifersüchtige oftmals erstaunlich kreativ. Um die Forderungen umzusetzen, wird ebenfalls zu unterschiedlichsten Mitteln gegriffen: Dies reicht von Beschimpfungen über Nicht-Beachtung und Schneiden bis hin zu Betteleien um Liebe oder gar Selbstmordandrohungen. Es kommen aber auch Versuche vor, den Partner durch eigenes Fremdgehen ebenfalls eifersüchtig zu machen (als Vergeltungsmaßnahme).

Viele Partner von Eifersüchtigen kapitulieren dann, weil sie den Betroffenen durchaus lieben, unterwerfen sich seinen Spielregeln und ziehen sich dadurch immer mehr aus dem Freundeskreis und dem öffentlichen Leben zurück. Jedoch entsteht durch diesen erzwungenen Verzicht extremer Frust, was wiederum das Zusammenleben erschwert und beeinträchtigt.

Im Betroffenen selbst löst die Eifersucht, wie bereits erwähnt, ein Wirrwarr unterschiedlichster Gefühle aus. Die häufigsten sogenannten „affektiven Reaktionen" sind Wut und Hass, die Angst verlassen zu werden, Unsicherheit, Misstrauen, Traurigkeit sowie der Eindruck, vom anderen erniedrigt zu werden. Ebenso aber Neid und Schuldgefühle.

Als „kognitive Reaktion" bezeichnen Fachleute die typischen Gedankenstrudel, in denen die Eifersüchtigen regelrecht gefangen sind. Sie müssen wieder und wieder ihre Fantasien durchspielen, bis ins kleinste Detail und quälen sich selbst damit.

Und auch körperliche Symptome („somatische Reaktion") treten auf. Die Palette reicht von Bauchschmerzen, Herzrasen, Beklemmung bis hin zu Übelkeit und verspannter Muskulatur. Ebenfalls sind Schlafprobleme, Konzentrationsprobleme oder fehlender Appetit, Durchfall und Erbrechen möglich.

Interessanterweise entstehen beim Betroffenen nicht nur eifersüchtige, destruktive Gedanken. Zugleich wird der Partner für sie durch die Eifersucht auch wesentlich wertvoller und attraktiver, weil sie meinen, um ihn kämpfen zu müssen.

Generell kann als Folge von Eifersucht in einer Beziehung in zahlreichen Fällen eine zunehmende Entfremdung der Partner festgestellt werden. Während der unter Eifersucht Leidende diese Distanz als Schutzschild nutzt, ist sie für den Partner oftmals eine Art Notwehr-Verhalten, um sich nicht komplett vereinnahmen zu lassen.

2.7 Strategien von Betroffenen

Um mit dieser quälenden Emotion leben zu können, entwickeln die unter Eifersucht leidenden Menschen im Laufe der Zeit typische Bewältigungsstrategien, sogenannte Coping-Stile. So wird beispielsweise von einigen alles unternommen, um die Beziehung so attraktiv zu gestalten, dass kein potenzieller Nebenbuhler etwas Besseres bieten kann. Mit einem ähnlichen Ziel kann es Bestrebungen geben, sich in die entstehende oder bereits vorhandene Beziehung zwischen dem Partner und der bedrohenden Person einzumischen. So wird der Partner beispielsweise stets begleitet, wenn er sich mit dem „Bedroher" trifft, um nur ja nichts zu verpassen. Ein weiterer gerne genutzter Trick ist, eindeutige Bindungssignale zu platzieren. Etwa, dass extrem Wert daraufgelegt wird, dass der Partner den Ehering trägt. Denn so soll nach Außen plakativ signalisiert werden, dass er oder sie bereits vergeben ist. Angraben also zwecklos!

Eine besonders unangenehme Form ist es, wenn entweder der Partner oder aber der Rivale bei jeder sich bietenden Gelegenheit kleingemacht wird. Ziel einer Herabsetzung ist es, einen potenziellen Verlust für sich selbst geringer erscheinen zu lassen und dadurch auch weniger dramatisch und schmerzhaft.

In eine andere Richtung zielt das Entwickeln von Alternativen, um sich vom Partner zu emanzipieren. Weitere Strategieoptionen sind Verleugnen und Vermeiden.

Deutlich besser und effektiver sind dagegen Versuche, sich konstruktiv mit der eigenen Eifersucht auseinanderzusetzen und so echte, nachhaltige Erfolge zu erzielen. Denn langfristig sind lediglich Selbstreflexion und der Wunsch nach Veränderung erfolgversprechend, ebenso ein Mitteilen der bestehenden Problematik. Denn dies ist eine Voraussetzung, um Hilfe zu erhalten sowie das eigene Leben und Fühlen auf lange Sicht zu verändern. Und bei sich selbst anzufangen und an sich selbst zu arbeiten, ist immer ein guter und sinnvoller Schritt!

3. In 10 Schritten die Eifersucht aufgeben und Vertrauen lernen

Träumst du davon, endlich deine Eifersucht in den Griff zu bekommen und ein Leben zu führen, das frei von einem so anstrengenden und belastenden Gefühl ist? Endlich einmal ohne Hintergedanken gemütlich zu Hause bleiben und einen entspannten Sofaabend genießen, während dein Partner sich mit seinen Freunden trifft? Wenn du jetzt aufseufzt, weil du dir das insgeheim so sehr wünschst, dann ist unser 10-Schritte-Programm genau richtig für dich. Denn damit lernst du Schritt für Schritt, wie du deine Eifersucht und deine Kontrollwünsche effektiv in den Griff bekommst und endlich gelassen und selbstbewusst in deiner Partnerschaft agierst. Denn wer wirklich liebt, der gibt dem anderen die wichtigen, persönlichen Freiräume.

Das Gute am 10-Schritte-Programm: Es ist besonders praxisnah konzipiert. Das heißt, du absolvierst kleinere Aufgaben, die du in deinem alltäglichen Leben umsetzt. Wenn du es schaffst, eine Aufgabe erfolgreich zu bewältigen, dann erst kommt der nächste Schritt. So kannst du dich in den einzelnen Übungen so lange erproben, bis du dich gut und sicher fühlst und den Eindruck hast, dass es klappt. Dann geht es – wie auf einer Leiter quasi – weiter bis zum Ziel.

Ein absolut lohnendes Ziel. Und du weißt vermutlich selbst am besten, wie belastend ein Leben mit Eifersucht sein kann. Auch wenn viele Menschen es immer wieder beschönigen und verniedlichen.

Wahrscheinlich hast du selbst schon mehrfach bemerkt, was die Eifersucht bewirkt – im Umgang mit anderen, aber auch mit dir. Denn sie ist eine besonders schmerzhafte Emotion. Nicht nur, dass sie es schafft, eine Beziehung langsam zu vergiften und so bedrückend zu machen, dass der Partner oft zu einer Verzweiflungstat greift und die Beziehung beendet, nachdem er zuvor sein Heil in Ausflüchten, Heimlichkeiten oder gar Flunkereien gesucht hat. Nein, sie ist auch eine Emotion mit zahlreichen Konsequenzen für den Eifersüchtigen selbst. Die Rede ist beispielsweise von nagenden Zweifeln, sie schnürt einem den Hals zu, es gibt einen Stich mitten ins Herz, der Boden wird einem unter den Füßen weggezogen. Die Liste ist sogar beeindruckend lang:

- Intensive Angst bis hin zur totalen Verzweiflung

- Ärger, der sich bis zur Wut steigern kann

- Der ganze Körper ist verspannt

- Gedankenkreisen (Furcht vor dem Verlust des Partners)

- Schlafprobleme

- Schwierigkeiten sich zu konzentrieren

- Psychosomatische Beschwerden aller Art (von Hautproblemen über Magenschmerzen bis hin zu Kopfschmerzen)

Allein diese Aufzählung belegt bereits eindrucksvoll, wie stark die Auswirkungen dieser Empfindung auf die Gesundheit des von Eifersucht Betroffenen sein können. Welches andere Gefühl ist in der Lage, einem auch derart gravierende, körperliche Probleme zu bereiten? Insofern reicht dies eigentlich bereits als Beleg dafür aus, dass dringend etwas dagegen getan werden sollte. Doch damit nicht genug. Eifersucht hat noch eine weitere wesentliche Komponente, die sie für die Betroffenen so schwer aushaltbar macht: Sie ist oftmals schlicht und ergreifend … peinlich.

Wer gibt schon gerne zu, dass er so unsouverän ist, dass Schwärmereien über andere Bekannte einen treffen? Oder unruhig, weil der Partner länger fort ist als angekündigt? Ebenso ist es alles andere als „cool", wenn man den anderen ungerne alleine zu Partys gehen lässt. Denn das wirkt ausgesprochen besitzergreifend – und diese Eigenschaft kommt ebenfalls gar nicht gut an. Was tust du also? Du beißt dir auf die Lippen und vergräbst deine Gefühle möglichst tief in dir, weil sie dir peinlich sind. Das jedoch klappt nicht über einen längeren Zeitraum: Ist das Maß voll, dann kommt es in der Regel zu einer Explosion – wie bei einem Dampfkochtopf. Und bei so einer extremen Eskalation wird meist mehr Porzellan zerbrochen, als wenn Bedenken oder Wünsche bereits frühzeitig geäußert worden wären.

Zwar gilt Eifersucht vielen noch immer als eine lässliche Sünde und ein Kavaliersdelikt – ein wenig Eifersucht wird oftmals sogar als schmeichelhaft empfunden   aber in Wahrheit ist sie in ihrer extremen, krankhaften Form eine der häufigsten Ursachen für Morde. Für das Jahr 2013 sind nachweislich 187 Menschen in Deutschland Opfer eines sogenannten Intimizids geworden. Der Begriff bezeichnet Morde in Liebesbeziehungen. Häufigster Auslöser: Eifersucht. Etwa 85 % der Taten wurden übrigens von Männern verübt.[27]

Fazit: Rund 159 Personen (vor allem Frauen) starben allein in einem(!) Jahr aufgrund von Eifersucht des Partners.

Hierbei handelt es sich um Taten unter dem Einfluss des bereits erwähnten Othello-Wahns. Othello ist die Hauptfigur des gleichnamigen Theaterstücks von Shakespeare und bringt aufgrund von Eifersucht erst seine Frau Desdemona und dann sich selbst um.

---

27 https://www.zeit.de/kultur/2017-09/beziehungen-eifersucht-morde-psychologie-10nach8

Insofern sollte vor einer Verniedlichung der Eifersucht gewarnt werden. Die verbreitete Meinung ist kritisch zu sehen, vor allem weil dies bestenfalls für die leichte Form der Eifersucht noch halbwegs zu tolerieren ist. Aber auch wenn sich vor allem Männer häufig hierdurch geschmeichelt fühlen und diese Emotion als Vertrauensbeweis schöngeredet wird (denn wer sich zu ihr bekenne, der ließe Nähe zu und zeige sich in seiner Verletzlichkeit) – Eifersucht ist mehr. Und sie ist brisant. Immerhin ist sie nach wie vor das Beziehungsthema Nummer Eins und mithin der wichtigste Trennungsgrund.

Eine „Soforthilfe" hilft hier nicht, wohl aber eine kontinuierliche Persönlichkeitsentwicklung, wie sie im 10-Schritte-Programm angelegt ist. Damit lässt sich der Dämon Eifersucht effektiv in den Griff bekommen.

Alleine bei diesem „Wortungetüm" werden allerdings die meisten schon etwas unruhig. „Kontinuierliche Persönlichkeitsentwicklung" klingt nicht nur ziemlich sperrig, sondern wirkt auch auf viele ein wenig abgehoben. So als ließe sich das nicht gerade besonders einfach in den eigenen Alltag integrieren. Tatsächlich ist dies aber die Lösung, die dir wirklich nachhaltigen Erfolg und Verbesserungen verspricht. Denn um deine Eifersucht in den Griff zu bekommen, musst du an dir selbst arbeiten – immerhin ist es ja in erster Linie dein Problem.

Natürlich gibt es auch noch einige andere „Stellschrauben", mit deren Hilfe du Entlastung schaffen kannst. Neben der Arbeit an dir selbst kannst du ebenfalls etwas an der jeweiligen Situation, dem Setting, ändern – etwa indem du und dein Partner gemeinsam dem Ganzen aus dem Weg geht, beispielsweise indem ihr euch eine neue Bleibe sucht und in eine andere Stadt umzieht. Also: Wenn ihr aktuell in München lebt und der Partner hier jemanden gefunden hat, der offensichtliches Interesse bekundet – dann wäre ein gemeinsamer Umzug in das wunderschöne Hamburg, nach Berlin oder anderswo eventuell eine Option. Distanz zu schaffen könnte Schlimmeres verhindern und dir die innere Ruhe zurückgeben. Und – wer weiß? – vielleicht lässt sich der neue Wohnort ja mit dem absoluten Traumjob kombinieren? Wer Eifersuchtsprobleme auf seiner Arbeitsstelle hat, neigt in seiner Hilflosigkeit häufig zu einem ähnlichen Schritt: Man wechselt schnellstmöglich und kopflos den Job, um der belastenden Situation zu entfliehen. Die Frage ist bei solchen Strategien nur: Kannst du dir sicher sein, dass du nicht bei nächster Gelegenheit – also wenn du in der neuen Stadt wohnst oder einen neuen Job gefunden hast – postwendend wieder in die gleiche Situation gerätst?

Eine weitere Option ist es grundsätzlich auch, den Partner zu ändern. Also dem von dir geliebten Menschen Verhaltensweisen abzugewöhnen, die deine Eifersucht triggern. Wenn du einen wirklich attraktiven Partner an der Seite hast, dann ist dieser Wunsch durchaus verständlich. Aber mal ganz ehrlich: Was meinst du, welche Aussicht auf Erfolg das Ganze hat? Kannst du die Bereitschaft erwarten, dass dein Partner sein komplettes Wesen umkrempelt – vor allem, wenn er sich keiner Schuld bewusst ist? Und Hand aufs Herz: Ist er dann wirklich noch der Partner, in den du dich ursprünglich mal verliebt hast? Jemanden umerziehen zu wollen, ist immer eine ganz heikle Sache. Zum einen artet dies leicht in Machtspielchen aus, bei denen der andere Part womöglich wortwörtlich aus dem Haus getrieben wird, andererseits will auch niemand einen verängstigten Duckmäuser an seiner Seite, der gar nicht mehr er selbst ist. Insofern sind erzwungene Verhaltensänderungen beim Partner mit Vorsicht zu genießen.

Am Vielversprechendsten ist es tatsächlich, sich „an die eigene Nase zu fassen" (was ja bereits sprichwörtlich ist). Da ja DEINE Eifersucht das eigentliche Problem ist, macht es am meisten Sinn, wenn du diesen persönlichen Charakterzug in den Griff bekommst und dich nicht mehr davon beherrschen lässt.

Ganz ehrlich: Natürlich ist so ein Projekt mit etwas Mühe verbunden. Es klappt nicht mit einem Fingerschnipsen und plötzlich lächelst du entspannt wie der Dalai-Lama, wenn dir dein Partner von einem attraktiven, neuen Kollegen vorschwärmt. Es kostet schon etwas Zeit und Engagement, um das innere Gleichgewicht zu finden und es auch in kritischen Situationen zu behalten. Das erfordert Übung sowie Durchhaltevermögen. So ist beispielsweise einer der Grundsätze im Mentaltraining, dass negative bzw. herunterziehende Glaubenssätze gelöscht und überschrieben werden können. Das ist die gute Nachricht. Die schlechte: Wer in seinem Leben bereits 1.000 Mal zu sich selbst gesagt hat, dass er ein dummer, hässlicher oder nicht wirklich liebenswerter Mensch ist, der muss sich mindestens 1.001 Mal sagen, dass er in Wahrheit ein wirklich attraktiver Mensch mit wunderschönen Augen ist o.ä. Die Masse macht's! Und weil das aufwändig ist, brechen viele Leute zwischendrin ab und verharren lieber in den gewohnten negativen Einstellungen, die ihnen aber nicht guttun. Einfach weil es bequemer ist, sich schlecht zu fühlen und sich zu bemitleiden. Dabei lohnt es sich, aktiv auf eine Verhaltensänderung hinzuwirken! Denn du wirst eine große Portion an persönlicher Freiheit gewinnen, wenn du deine Eifersucht händeln kannst.

Um dich effektiv dabei zu unterstützen, deine innere Mitte in jeder Situation zu bewahren, wurde das folgende 10-Schritte-Programm entwickelt. Hiermit kannst du deine Persönlichkeit nachhaltig entwickeln, kannst positive Eigenschaften stärken und negative endlich in den Griff bekommen. Schon bald wirst du erkennen, dass du deinen Emotionen nicht hilflos ausgesetzt bist, sondern Herr über sie werden kannst. Das wird deinen Alltag um so vieles leichter machen!

Sicherlich hast du bereits selbst erlebt, wie problematisch Eifersucht in deinem Alltag sein kann. Dass du dich für diesen Ratgeber entschieden hast zeigt, dass du dies endlich effektiv und ein für alle Mal in den Griff bekommen und beenden möchtest – super! Dann sind die folgenden Tipps und Aufgabestellungen optimal geeignet, damit du dich von deinen Emotionen künftig nicht länger unter Druck setzen lässt.

Dem ganzen Programm liegt übrigens das Reiz-Wahrnehmung-Abwägung-Reaktionsschema zugrunde. Hierbei handelt es sich um ein psychologisches Modell, das verdeutlicht, wie Menschen im Allgemeinen mit einer Emotion wie Eifersucht umgehen. Anhand des Modells lassen sich auch die Punkte herausarbeiten, an denen eine Veränderung einsetzen und optimal funktionieren kann. Im Klartext: Es bietet die Lösung, was du tun musst, um dein Verhalten zu verändern.

Was steckt nun hinter dem Reiz-Wahrnehmung-Abwägung-Reaktionsschema? Letztlich klingt es – wieder einmal – komplizierter, als es eigentlich ist. Denn bereits die Bezeichnung beschreibt ganz gut, worum es geht.

In der Regel werden wir in unserem täglichen Leben unterschiedlichen Reizen ausgesetzt. Also etwas wirkt auf unsere Sinnesorgane ein und löst eine unwillkürliche Reaktion aus, etwa wenn es angebrannt riecht und wir unwillkürlich die Nase krausziehen. Aber Reize gibt es auch im übertragenen Sinne, so kann beispielsweise von einer Person oder einer Sache eine Anziehungskraft ausgehen. Eine Landschaft kann ebenfalls reizvoll sein, weil sie uns gefällt. Bei Eifersucht handelt es sich aber genaugenommen um einen Reiz der ersten Kategorie.

Unsere Sinne wählen aber wiederum aus der Vielzahl der auf uns einströmenden Reize aus, nicht alle gelangen bis in unser Bewusstsein und veranlassen uns zu einer Reaktion. In Bezug auf die Eifersucht bedeutet das wiederum, dass ein bestimmtes Verhalten unseres Partners von uns erst einmal bewusst wahrgenommen werden muss. Sicherlich lacht er auch mit anderen Menschen, aber wenn er mit einer attraktiven Frau zusammensteht und lacht, dann hat dies eine Relevanz für uns.

Jetzt kommt es in unserem Verstand zu einer bewussten Wahrnehmung d.h. wir wägen ab, was uns dieses Verhalten zu sagen hat. Warum könnte mein Partner in dieser Situation gelacht haben? Wie hat er gelacht? Denn je nach Vorerfahrungen oder Gefühlen bekommt die bloße Information „Partner lacht" eine neue emotionale Bewertung. Das Verhalten wird beispielsweise als verschwörerisch, intim, zärtlich, geheimnisvoll o.ä. wahrgenommen – obwohl es objektiv eigentlich keine Kriterien gibt, an denen sich dies festmachen ließe. Eifersüchtige Menschen interpretieren jedoch Fakten oftmals ausgesprochen einseitig und wittern im Zweifelsfall stets eine Bedrohung. Frei nach dem Motto: Wenn ich immer das Schlimmste annehme, kann es eigentlich nur besser werden.

Nach der Wahrnehmung und Abwägung erfolgt nun die Reaktion. In diesem Fall wird der eifersüchtige Partner, der eine Bedrohung wittert, vielleicht aggressiv reagieren und lautstarke Vorwürfe machen oder den Gesprächspartner wegdrängeln oder den Partner die nächsten Tage schneiden oder anderswie drangsalieren.

In jedem Fall läuft Eifersucht und die darauffolgende Reaktion gewissermaßen nach einem vorgegebenen Fahrplan ab. Deshalb ist es auch so schwierig, sich wieder aus dieser Fahrbahn herauszulösen, wenn das Ganze erst einmal gestartet hat. Allerdings wird durch dieses psychologische Modell auch deutlich, an welchen Punkten eingegriffen werden kann, wenn man an der eigenen Eifersucht etwas ändern möchte.

Ein wesentlicher Punkt ist beispielsweise eine Veränderung unserer Wahrnehmung. Wenn wir es schaffen, dass ein Reiz nicht mehr konsequent immer nur in eine Richtung interpretiert wird, sondern vielleicht erst einmal „neutral" sein kann, dann ist schon viel gewonnen. Wir brauchen also ein gedankliches Stoppschild, um unserem Verstand die Chance zu lassen, Reize auch auf andere Interpretationsmöglichkeiten hin abzuklopfen. Schaffst du dies, so hast du plötzlich ein ganz anderes Repertoire an möglichen Reaktionen. Benötigt wird zur Bewältigung der Eifersucht also unbedingt ein höheres Maß an Bewusstheit.

Aber auch deine bisherigen Reaktionsweisen gehören auf den Prüfstand. Denn wir sind alle nur Menschen und geraten – gerade wenn wir unser Verhalten neu ausrichten wollen – immer wieder in das altgewohnte Fahrwasser und handeln dann quasi „kopflos" und wie auf Autopilot. Es ist daher von entscheidender Wichtigkeit, sich einmal zu verdeutlichen, was unsere Reaktionen auslösen. Was machen sie mit dem Partner? Wie fühlt er sich? Was macht es mit uns selbst? Denn oftmals lassen uns Eifersuchtsattacken traurig, enttäuscht und ausgelaugt zurück – und zwar, weil wir selbst genau wissen, dass dieses Verhalten nicht adäquat war. Reflexion ist hier das A und O. Zumal ein genaues Beobachten deines Verhaltens dir hilft, im Ernstfall einen gewissen Abstand zu dir selbst zu bekommen, der dich ausbremsen kann. Denn von dieser Ebene aus (Beobachten als „unparteiischer Zuschauer") hast du wieder eine Chance, Zugriff auf deine Reaktionen zu bekommen.

Wenn du das schaffst, dann nimmst du dein Leben wieder selbst in die Hand und bist nicht mehr länger eine Geisel deiner Emotionen. Das ist ein wenig Anstrengung wert, oder? Genau!

Und deshalb geht es jetzt auch direkt los. Viel Spaß und Erfolg mit dem 10-Schritte-Programm!

3.1 Das Erkennen der eigenen Eifersucht

Der allererste wichtige Schritt, um deine Eifersucht erfolgreich zu bekämpfen, ist zunächst erst einmal – die eigene Eifersucht zu erkennen.

Das klingt ziemlich banal, kann aber eine echte Herausforderung sein. Schließlich ist Eifersucht als Gefühlsgemisch eine Meisterin der Tarnung. Häufig sind einzelne Gefühlselemente davon so präsent, dass sie die eigentliche Aktion bzw. Handlung antreibende Emotion (sprich: die Eifersucht) verdecken.

Außerdem gilt Eifersucht als peinliches Gefühl, für das sich viele Menschen sogar schämen. Hand aufs Herz: Wer würde von sich schon gerne zugeben, dass er eifersüchtig auf den Partner ist und deshalb manchmal sogar ziemlich verrückte Dinge tut …? Sicherlich erntest du von deinem Partner zutiefst erstaunte Blicke (wenn nicht noch deutlich heftigere Reaktionen), wenn du gestehst, dass du mal wieder heimlich am Pullover geschnuppert hast. Oder weil du das geheime Tagebuch gesucht und dann durchgelesen hast. Um einen solchen Vertrauensbruch zuzugeben, bedarf es schon einiges an Mut! Was eigentlich aber auch erstaunlich ist, wenn man bedenkt, dass 98 % Eifersucht kennen und in jeder dritten Beziehung Eifersucht ein Thema ist …

Nach dem Motto „Auch die längste Reise beginnt mit dem ersten Schritt" muss bei einem Selbsthilfe-Programm gegen Eifersucht am Anfang das Erkennen dieser Emotion stehen. Und damit du künftig bei einem Gefühlsausbruch darauf effektiv reagieren kannst, ist es entscheidend, dass du sie außerdem auch SCHNELL erkennst. Denn ansonsten geht die übliche Abwärtsspirale wieder los.

Die Emotion Eifersucht ist allerdings ausgesprochen pfiffig, wenn man das so sagen darf. Denn wenn unser Verstand von ihr überrollt wird und sie mal wieder drauf und dran ist, deine eigentlich wunderbare Beziehung zu sabotieren, bleibt oft kein Eckchen mehr in unserem Verstand, der sich nicht von ihr gefangen nehmen ließe. Dir brennen dann einfach komplett alle Lampen durch und du bist so angespannt und reizbar, dass du bei der kleinsten Kleinigkeit in Rage gerätst. Deshalb sind extrem eifersüchtige Menschen beispielsweise auch ausgesprochen nervös und angespannt, wenn sie in potenziell gefährliche Situationen geraten. Ihr Körper befindet sich schon einmal prophylaktisch im Ausnahmezustand – um augenblicklich reagieren zu können. Weitere Indizien sind ein starkes Kontrollbedürfnis (Stalkst du neue Bekannte deines Partners gerne über das Internet? Weißt du genau Bescheid über alles, z.B. wo dein Partner gerne hingeht, was dort an Freizeitaktivitäten oder sonstigen Angeboten vorhanden ist? Wie die Öffnungszeiten sind? Wie du schnell dort hinkommst? ... o.ä.) sowie extreme Stimmungsschwankungen (Du bist unendlich happy, wenn dein Partner bei dir ist, aber eine winzige Kleinigkeit kann bereits Traurigkeit und Unsicherheit auslösen.). Da kann dann schnell mal eine nette Kellnerin oder ein freundlicher Fitnesstrainer zum Auslöser einer emotionalen Katastrophe werden.

Anhand von vier einfachen Fragen an dich selbst kannst du übrigens schnell und sicher checken, ob du eifersüchtig bist:

1. Hast du deinen Fokus meistens auf deinem Partner (oder auf der Person, die du anziehend findest) und nicht bei dir? Mit einem Auge und einem Ohr immer zu beobachten, was der Partner tut, ist ein klassisches Anzeichen.

2. Denkst du immer über diese Person nach, wenn du eine freie Minute hast? Wer sich gedanklich nur mit dem geliebten Menschen an seiner Seite befasst, ist augenscheinlich sehr stark auf denjenigen fixiert. Dies kann sehr ungesund sein.

3. Hast du öfters das bohrende Gefühl, dass du im Vergleich mit anderen minderwertig bist? Ein zu geringes Selbstvertrauen hast, wie erwähnt, ein klassischer Auslöser für Verlustangst.

4. Vergleichst du dich immer wieder mit anderen Menschen? Suchst du oft ihre Nähe – und nicht sie deine im Gegenzug? Auch dies sind mögliche Anzeichen für eine drohende Eifersuchtsproblematik.

Ein kleines Spiel ist ebenfalls hilfreich, wenn du herausfinden willst, wie stark du durch Eifersucht gefährdet bist: Stell dir in einer ruhigen Minute mal vor, dein Partner würde ohne dich alleine in den Urlaub fahren … Was fühlst du? Könntest du das aushalten? Oder könntest du keine Nacht mehr ruhig schlafen und würdest ihn ständig anrufen, ihm WhatsApp-Nachrichten schreiben oder derartiges?

Wenn du ganz ehrlich zu dir selbst bist, dann weißt du jetzt genau, ob du eifersüchtig bist. Und du bist damit schon einen ganzen Schritt weiter! Prima.

Und bitte: KEINE Angst! Das ist ok, damit bist du – wie schon erwähnt – in bester Gesellschaft, denn den meisten Menschen geht es ähnlich.

Wer genauer herausfinden möchte, was das eigentliche Ziel der eigenen Eifersucht ist, der kann mit der nächsten Übung noch etwas tiefer einsteigen in die Selbsterforschung. Versprochen, es lohnt sich!

Hier geht es um deine Fantasien. Genauer: Es geht darum, wovon du träumst – also was deine Eifersucht sich erhofft. Hierzu solltest du dir einen entspannten Moment suchen sowie einen Ort, wo du die nächste Zeit ganz sicher nicht gestört wirst und deine Gedanken einmal so richtig ausleben kannst. Gestatte deinen Fantasien einmal, sich frei zu entwickeln. Wovon träumst du?

Ein besonders guter Augenblick für eine solche Übung ist übrigens der Zeitraum vor dem Einschlafen, nachdem du in dein kuscheliges Bett gestiegen bist. Denn dann ist man in der Regel so entspannt, dass dir die Übung sicherlich ganz leichtfällt. Jetzt befindet sich dein Gehirn nämlich in einem Zustand, der beispielsweise auch für Autosuggestionen besonders günstig ist – es handelt sich um die sogenannten Alpha-Wellen.

Tatsächlich träumen eifersüchtige Menschen ganz unterschiedlich:

- Die einen wünschen sich kompensatorischen Erfolg. Typisch hierfür ist z.B., davon zu träumen, von jemandem umworben zu werden. Dadurch reagiert der geliebte Mensch, der die Emotion Eifersucht bislang gar nicht kannte, plötzlich selbst eifersüchtig. Jetzt gibt es mehrere Optionen, wie es weitergeht: Entweder genießt es der eigentlich unter Eifersucht Leidende schlicht, dass auch mal der andere, der „coole" Partner, Eifersucht empfindet und dadurch begreift, wie sehr man darunter leidet. Oder der üblicherweise eifersüchtige Partner hat aufgrund dessen endlich einmal Gelegenheit dazu, dem anderen zu zeigen, was wirkliche, bedingungslose Treue ist – denn man selbst hat natürlich die Stärke, ganz klar und ohne Einschränkungen bei jeder Verlockung „nein" zu sagen.

- Eine weitere Variante ist, dass der Partner endlich die wahre Qualität und die wahre Liebe des von Eifersucht Betroffenen von sich aus begreift. Dies ist für den geliebten Menschen der ultimative Anstoß, nun von selbst stets immer und alles für den Eifersüchtigen zu tun und denjenigen zum angebeteten Lebensmittelpunkt zu machen.

- Einige eifersüchtige Menschen träumen dagegen von persönlichen Erfolgen. Diese sind jedoch gewissermaßen lediglich Mittel zum Zweck. Denn durch einen überragenden Erfolg und die folgenden begeisterten sowie beeindruckten Reaktionen der Umwelt soll dem geliebten Partner der eigene Wert eindringlich vor Augen geführt werden.

- Häufig geht es aber auch um eine Konkurrenzsituation in den Tagträumereien. In dieser besiegt der eifersüchtige Mensch den (vermeintlichen) Rivalen oder demütigt diesen, wodurch wiederum die eigene Überlegenheit bestätigt wird.

- In einem anderen Gedankenspiel gerät der Partner vielleicht in eine Notlage und wird durch großzügiges Verzeihen des unter Eifersucht Leidenden oder aber zumindest durch dessen Hilfe gerettet. Interessant ist dabei die Frage, ob der geliebte Partner hierdurch beschämt werden soll? Oder möchte der Eifersüchtige dem Menschen an seiner Seite einfach einmal deutlich vor Augen führen, wie wertvoll er ist – und was für einen Schatz der Partner an seiner Seite hat? Eine weitere Option wäre, dass der achtlose Partner bestraft wird, indem der Eifersüchtige diesem die dringend benötigte Hilfe verweigert.

- In einer Abwandlung dieser Situation findet sich der geliebte Partner plötzlich in einer brenzligen Situation wieder. Nur der eifersüchtige Mensch und der Rivale kommen als potenzielle Helfer oder sogar Retter in Frage. Dabei ist lediglich der unter Eifersucht leidende Partner so großzügig, dass die Rettung gelingt. Somit entscheidet der Eifersüchtige schließlich die Situation für sich und gewinnt.

- Vielfach drehen sich die Träume von eifersüchtigen Personen aber auch um Rache- und Bestrafungsfantasien. So kann es vielleicht sein, dass der Rivale in die Abhängigkeit des Eifersüchtigen gerät.

Dieser hat jetzt – je nach Temperament und Veranlagung – mehrere Optionen. So kann der unter Eifersucht Leidende Rache nehmen, den anderen bestrafen bzw. demütigen oder sich großmütig zeigen und den Rivalen sogar beschämen.

So, einmal tief durchatmen. War deine ganz persönliche Eifersuchts-Fantasie dabei? Oder wirst du von etwas ganz anderem umgetrieben? Und wie fühlst du dich damit? Denn, wie schon eingangs beschrieben, handelt es sich bei Eifersucht um eine Emotion, die sich um den Betroffenen selbst dreht. Ein gewisser Egozentrismus ist natürlich gesund – aber wie ist es für dich, wenn du einmal schonungslos die Karten aufdeckst und dir bewusst machst, wie es in dir aussieht? Ist da ein kleines Neid- oder gar Wut-Monster unterwegs? Bist du verletzt, weil du findest, dass dir mehr Aufmerksamkeit zusteht?

Wenn du das für dich (du brauchst es niemand anderen zu erzählen) zumindest erstmal erkannt hast, dann gewinnst du die nötige innere Distanz zu deiner Emotion und erhältst im Gegenzug langsam wieder Zugriff auf die Eifersucht. Und das ist ein gewaltiger Schritt vorwärts!

Generell solltest du ab sofort in Situationen, wo du ärgerlich auf deinen Partner bist, einmal kurz innehalten und dich selbst prüfend fragen: Könnte sich dahinter jetzt eigentlich Eifersucht verbergen? Denn Stress und Ärger können tatsächlich von der Eifersucht auf jemanden oder etwas getriggert sein – aber nichts mit einer konkreten Situation oder Handlung zu tun haben. Wenn du in der Lage bist, hier künftig zu differenzieren, wird vieles in deiner Partnerschaft leichter und entspannter werden.

Frage dich in solchen Momenten außerdem ebenso: Wie fühlt sich das genau an? Und beobachte, was dabei mit dir und mit deinem Körper passiert.

Je schneller du diesen Blick von außen auf dich und deine Gefühlslage erlernst, desto einfacher wird es für dich, die Eifersucht in den Griff zu bekommen und dadurch auch loszuwerden. Frei nach dem bekannten Motto: Selbsterkenntnis ist der erste Weg zur Besserung.

3.2. Das Aktzeptieren der Eifersucht bzw. des Eifersucht-Problems

Während es im vorigen Punkt lediglich um reines Beobachten ging, kommt nun der nächste entscheidende Schritt. Jetzt geht es darum, dass du lernen musst, die Emotion Eifersucht als Teil von dir zu sehen – und sie zu akzeptieren.

Das Schwierige dabei: Wer ist schon gerne eifersüchtig? Und laut unseren gängigen Wertevorstellungen ist Eifersucht nicht gerade etwas, das allgemein besonders beliebt oder gern gesehen ist. Nur zur Erinnerung: Für die allermeisten Menschen ist Eifersucht ein absolutes Ausschlusskriterium bei der Partnerwahl. Wird dies direkt zu Beginn des Kennenlernens ersichtlich, dann nehmen die meisten blitzschnell Reißaus. Keine gute Nachricht, oder? Da wäre es verständlich, dass Menschen, die ein Problem mit Eifersucht haben, dieses so unbeliebte Gefühl lieber ganz schnell vergessen und quasi in der hintersten Schublade verstecken. Ganz weit hinten ... Diese Vogel-Strauß-Politik würde dich aber keinen Zentimeter voranbringen. Denn nur wenn du bereit bist, diese Seite an dir zu akzeptieren, dann hast du die Möglichkeit, die Eifersucht wirklich zu überwinden. Und wie attraktiv in Bezug auf die Partnerwahl wäre jemand, der diese Emotion wirklich souverän im Griff hat und sich eben nicht nach einiger Zeit dann doch als kleiner, grüner Eifersuchts-Hulk entpuppt?

Genau, das wäre ein wirklich entspannter und äußerst begehrenswerter Partner, mit dem eine Beziehung auf Augenhöhe möglich wäre!

Genau das, wonach sich alle sehnen.

Okay, sagst du jetzt vielleicht. Dann versuche ich eben, meine Eifersucht zu akzeptieren. Aber wie soll das gehen, bitteschön? Ich habe ja auch schon so das eine oder andere versucht, um mich mit

ihr zu arrangieren. Bislang aber eher mit sehr bescheidenem Erfolg
…

Zunächst: Nimm erst einmal wieder die „Außenperspektive" ein und sieh die Eifersucht als das, was sie ist: als Beschützer. Ja, eigentlich ist es ihre Aufgabe, dich vor Enttäuschungen, Verlusten und vor Schmerz zu schützen – allerdings ist sie leider nicht besonders gut darin. Sie ist nämlich ein destruktives Gefühl, mit dem du dir in erster Linie selber schadest.

Bei der folgenden Übung ist es wichtig, dass du dich so liebevoll wie möglich betrachtest. Mach dir bewusst, dass die Eifersucht etwas mit dir persönlich zu tun hat. Sie ist ein Ergebnis deiner bisherigen Lebenserfahrungen und möchte mit allen Mitteln verhindern, dass du noch einmal Schlimmes erleiden musst. Eifersucht kann ein wertvoller Lehrmeister sein und dich wachsen lassen, wenn du dich damit auseinandersetzt.

Doch die echte Arbeit kommt jetzt: Denn du musst nun lernen, wie du mit neuen Glaubenssätzen deine Eifersucht gewissermaßen „umprogrammierst". Konzentriere dich auf das Gefühl, atme dabei tief ein und aus. Schieb es nicht weg, sondern lass es zu. Sag zu dir selbst: „Ich bin eifersüchtig und das ist in Ordnung."

Und dabei bitte nicht lachen, auch wenn das vielleicht erst einmal merkwürdig klingt. Es muss ja keiner hören. Solche Übungen solltest du sowieso grundsätzlich dann machen, wenn du Zeit für dich alleine hast. Dann bist du nämlich wesentlich entspannter, was wiederum eine entscheidende Voraussetzung für den Erfolg ist.

Warum sind solche Glaubenssätze eigentlich so wichtig?

In unseren Gedanken sprechen wir eigentlich fast ständig mit uns selbst, kommentieren unsere Handlungen, wir loben uns, feuern uns an. Das sind die positiven Selbstgespräche, die uns guttun.

Allerdings gibt es da auch noch eine andere Stimme in unserem Verstand, die uns akribisch immer wieder darauf hinweist, was wir nicht können oder was wir schlecht machen – das ist der sogenannte innere Kritiker. Hierbei handelt es sich übrigens um die verinnerlichten Gebote, Verbote und Kritiken unserer Eltern bzw. der Gesellschaft. Es sind Überbleibsel aus unserer Kindheit. Der innere Kritiker passt auf, dass wir uns nicht in Gefahr bringen oder etwas Falsches tun. Die Eifersucht ist übrigens ein sehr naher Verwandter des inneren Kritikers. Bedauerlicherweise hat diese innere Stimme aber die Tendenz, sich im Laufe der Zeit zu einem Diktator zu entwickeln, der uns ständig schikaniert und fertigmacht, wenn mal etwas nicht so gut läuft. Und er kann richtig ekelig werden: „Wenn du das nicht hinkriegst, bist du echt zu blöd", „Sei nicht so faul!", „Du bist wirklich ein Versager" oder „Kein Wunder, dass dich niemand mag, so dumm/hässlich/dick/klein/groß wie du bist".

Das sind Sätze, die man sich von keinem anderen realen Menschen auf Dauer gefallen lassen würde – vom inneren Kritiker wird dies aber über Jahre ohne Widerworte akzeptiert und man stimmt ihm sogar noch zu. Mit welchem Ergebnis? Dass wir irgendwann komplett davon überzeugt sind, dass wir zu nichts taugen und nichts wert sind. Und ist das Selbstvertrauen erst einmal weg, dann hat die Eifersucht wiederum beste Bedingungen.

Akzeptiere also bitte deine Eifersucht als (neutrale) Tatsache, aber lass dich deswegen bitte nicht länger von deinem inneren Kritiker schikanieren! – Und verinnerliche deinen neuen Glaubenssatz (Ich bin eifersüchtig und das ist ok) möglichst schnell.

Sage deinem Verstand immer wieder bei allen passenden Gelegenheiten: „Ich bin eifersüchtig und das ist in Ordnung." Denn je öfter du dir den Satz vorsprichst, desto besser und schneller glaubt dir dein Verstand und ist irgendwann davon überzeugt, dass es sich um einen seiner eigenen Gedanken handelt. Konfrontiere dich am besten so oft es geht mit der Aussage – sage sie bei jeder Autofahrt auf, klebe dir Zettel damit in alle Schränke, an die Kühlschranktür, schick dir selbst eine E-Mail … Gut wäre es, wenn du für das Aufsagen des Satzes etwa 10-20 Minuten pro Tag einplanst. Und bitte: Bleib dran! Die meisten Leute geben zu früh auf. Damit sich der Glaubenssatz aber in deinen Verstand unbemerkt einnisten kann, braucht es – je nach Trainingsintensität – 30-90 Tage täglichen Einsatzes. Aber wenn du durchhältst, ist der Erfolg umso nachhaltiger.

Sieh dies also als dein persönliches Medikament gegen die Eifersucht an. Und nimm brav jeden Tag die nötige „Dosis" ein. Du wirst sehen, es wirkt!

3.3. Wann tritt die Eifersucht auf?

In diesem Schritt tauchen wir ein wenig tiefer in die Materie ein. Genauer geht es nun darum herauszufinden, wann genau deine Eifersucht die Oberhand gewinnt. Denn in der Regel gibt es wiederkehrende Auslöser, die bei dir die Emotion triggern und die jeweilige Reaktionskette initiieren.

Nimm dir die Zeit und schreibe einmal genau auf, an welchen Orten und in welchen Situationen deine Eifersucht bislang ausgelöst wurde. Sinnvoll ist es auch, einen genauen Tagesplan aufzustellen, bei dem du akribisch aufführst, in welchen Momenten bei dir Eifersucht aufkommt. So hast du ein gutes Mittel um festzustellen, welche Situationen und Gelegenheiten kritisch sind und gerne dein Blut zum Überkochen bringen. Dies wiederum ist ein wichtiger Schritt um zu entdecken, womit die Eifersucht in Zusammenhang steht – so lassen sich mögliche Auslöser identifizieren und du hast dadurch die Option, ihnen künftig (erst einmal) aus dem Weg zu gehen. Als Soforthilfemaßnahme sozusagen.

Typische Situationen für viele von Eifersucht Betroffene sind beispielsweise, wenn sich der Partner ohne einen mit anderen Menschen trifft. Handelt es sich zudem noch um einen öffentlichen Ort wie eine Bar, dann kann das Ganze sogar noch bedrohlicher werden. Dienstreisen, Ausflüge mit Kollegen etc. sind ebenfalls Gelegenheiten, die problematisch sein können, weil der von Eifersucht Betroffene hier schlechter Kontrolle ausüben kann. Aber es kann auch den Besuch im Fitnessstudio betreffen, den Arztbesuch oder – oder – oder.

Potenzielle Auslöser sind für viele Menschen etwa Situationen, in denen man sich vom geliebten Menschen vernachlässigt fühlt, etwa wenn er sich angeregt mit einem anderen Menschen unterhält und wir seine Aufmerksamkeit nicht mehr genießen. Deshalb sind von einem Partner intensiv betriebene Hobbys auch besonders explosive Themen in zahlreichen Beziehungen. Die meisten Personen können es nur schwer aushalten, wenn der Partner einer anderen Sache oder einem anderen Menschen intensiver zugewandt ist als einem selbst.

Typischerweise geschieht dies besonders gerne im Rahmen gesellschaftlicher Anlässe, aber auch andere Varianten sind denkbar. In Kombination mit dem Grundgefühl der Eifersucht schwingen dann meist noch Wut auf den Partner und ein Empfinden von Zurücksetzung mit. Immer wieder kommt es daher zu kleinen Szenen bei Partys oder zu Streitereien auf der anschließenden Fahrt nach Hause (die aber auch in unheilvollem Schweigen verlaufen kann) oder in den eigenen vier Wänden.

Klassische Trigger sind ebenfalls vermutete oder tatsächliche Untreue des Partners. Handelt es sich nur um eine Vermutung, so wird der eifersüchtige Mensch alles daransetzen, Beweise für seinen Verdacht zu finden. In so einem Fall geht es vor allem um echte Verlustangst, die oftmals nur schwer auszuhalten ist. Noch eine Steigerung ist die tatsächliche Untreue, denn hier wurde der finale Vertrauensbruch vollzogen. Selbst wenn der Seitensprung eigentlich verziehen wird, so wird derartiges fortan Thema in der Beziehung sein und ist Anlass für eine noch intensivere Kontrolle und Überwachung des Partners.

Was genau sind deine persönlichen Problem-Highlights, die dir Bauchschmerzen bereiten und deine Eifersucht aufkeimen lassen? Und an welchen Orten passiert es in der Regel?

Finde es heraus und gewinne Kontrolle – über dich!

3.4. Kombiniere die Momente und Orte mit den jeweiligen Gedanken und Gefühlen

Wir gehen nun noch einen Schritt weiter. Nachdem du dir ja schon die Momente und Orte intensiv ausgemalt hast, an denen dich deine Eifersucht bisher überrascht hat, sollen diese Eindrücke nun noch intensiviert werden. Sie sollen lebendiger, lebensechter werden. Dazu ist es nötig, dass du in dich gehst und dir vergegenwärtigst, wie genau du dich in der Situation, in dem Moment gefühlt hast. Was hast du empfunden, was hast du gedacht? Tauche noch einmal ganz tief ein in den Augenblick deiner Eifersucht, male dir das jeweilige Bild aus und erlebe deine Sinneseindrücke und Gefühle so intensiv wie möglich.

Der Hintergrund der Übung ist, dass solche Visualisierungen ein ausgesprochen gutes Mittel sind, um bestehendes Verhalten zu erkennen und erwünschtes Verhalten neu zu erlernen und in deinem Verstand zu „installieren". Bei so einer Visualisierung, auch Motivationsbild genannt, handelt es sich um eine sehr effektive Übung aus dem Sport-Mentaltraining, die vor allem von Leistungssportlern gerne und häufig genutzt wird. Denn mittels Visualisierungsübungen können sie wieder und wieder anspruchsvolle Kurse, Übungen oder Bewegungsabläufe trainieren, ohne direkt vor Ort zu sein. Gewissermaßen vom bequemen, heimischen Sofa aus. Heutzutage ist diese Technik des Mentaltrainings aus den höheren Leistungsklassen des Sports nicht mehr wegzudenken.

Visualisierungen haben aber auch noch einen anderen angenehmen Effekt: Sie können zu viel mehr nützlich sein als „nur", um etwas intensiv zu trainieren. Des Weiteren sind sie ebenfalls ein exzellentes Mittel, um sich selbst zu motivieren. Und zwar ganz einfach, indem man sich das persönliche Traumziel ausmalt und sich immer wieder in das Bild „hineinversetzt". Zudem ist die Nutzung dieses

Verfahrens ganz einfach, du musst nur einige einfache Regeln dabei befolgen.

Zuallererst: Visualisierungsübungen klappen am besten, wenn man sich dabei in einem entspannten Zustand befindet. Also beispielsweise wieder der schon erwähnte Moment kurz vor dem Einschlafen, denn dann ist unser Gehirn so relaxt, dass es besonders gut Neues lernen kann. Vielleicht kam deshalb auch irgendwann mal der Ratschlag auf, vor einer wichtigen Prüfung mit dem Lehrbuch unter dem Kopfkissen zu schlafen – am folgenden Tag hätte man dann alles im Kopf parat. Dieser entspannte Zustand ist jedenfalls perfekt, um das Potenzial von Visualisierungen voll zu nutzen.

Nun gilt: Freie Fahrt für deine Fantasie! Male dir den Moment, den Ort aus, an dem du eifersüchtig warst. Und jetzt überlege ganz genau, wie es sich angefühlt hat – und geh dabei wirklich ins Detail! Was hast du dabei in deinem Mund geschmeckt? Wie hat es sich angehört? Hast du laut und erregt gesprochen? Wurde deine Stimme hoch und schrill? Wurdest du atemlos und piepsig? Was hast du gesehen? Wie hat dein Lieblingsmensch reagiert, sich bewegt? Was hast du unter deinen Fingerspitzen gehabt? Welches Gefühl hattest du auf deiner Haut? Fühlte es sich warm oder kalt an, kribbelig? Warst du verspannt?

Bitte erinnere dich so genau wie möglich, denn je lebensechter dein Erinnerungsbild wird, desto effektiver kannst du damit arbeiten. So bekommst du eine Idee davon, wie du auf andere in dem Moment wirkst – und auch, was die Eifersucht mit deinem Körper tut. Für die meisten Menschen ist diese Außensicht auf sich selbst eine ausgesprochen intensive und sehr heilsame Erfahrung. Denn es kann erschreckend sein, wenn man sich so bedrohlich und quasi außer Rand und Band erleben muss ...

Wer möchte, der kann nun übrigens zusätzlich noch eine spezielle Technik des mentalen Trainings nutzen, um wieder das innere Gleichgewicht zu erlangen. Dafür ist es allerdings wiederum von entscheidender Bedeutung, dass du dein inneres Bild möglichst genau und detailliert ausmalst und mit Details ausschmückst, die alle deine Sinne ansprechen. Je besser du das hinbekommst, desto realer wird es für dein Gehirn. Und es wird dann sein Bestes geben, um dieses Bild zu verinnerlichen.

Verharre einen Augenblick in dem Szenario und erlebe, wie sich deine Eifersuchtsanfälle anfühlen und was sie anrichten. Trau dich! Dieses Aushalten und Durchleben ist wie die bittere Medizin, ohne die eine Heilung oftmals nicht möglich ist.

So, und nun kommt der nächste Schritt: Jetzt streiche bitte dieses beklemmende Bild in deinen Gedanken mit einem dicken Kreuz durch. Genau DAS willst du nicht mehr! Streiche das Bild aus, so wie wenn du auf einem Einkaufszettel etwas Aufnotiertes wieder auslöschst. Mit dicken, schweren Strichen, von schräg oben nach schräg unten. Wie sieht dein Kreuz aus? Wie dick sind die Linien? Sind sie an einem Ende ausgefranst? Welche Farbe hat das Kreuz? Ist es tiefschwarz oder eher grellrot? Wie bei einem Verbotsschild vielleicht? Als Vorbild könnte ja ein Stoppschild dienen.

Aber damit nicht genug: Nachdem du das Bild deiner Eifersucht durchgestrichen hast, möchte ich, dass du das Bild mit dem dicken Kreuz wegzoomst. Wie bei einer Filmkamera. Lass es immer kleiner werden, undeutlicher und in den Hintergrund wandern. Bis du keine Einzelheiten mehr wahrnehmen kannst. Bis es nur noch so groß wie ein Stecknadelkopf ist – und schließlich komplett verschwindet. Lass dies kurz nachklingen und öffne dann deine Augen wieder.

So kannst du Distanz zu deiner Eifersucht bekommen und sie aus deinem Leben verschwinden lassen.

Wie auch bei den Glaubenssätzen solltest du diese Übung mehrmals wiederholen. Je öfter du es tust, desto schneller wirst du das erwünschte Ergebnis erhalten.

Visualisierungen können dir speziell bei einer Eifersuchtsproblematik sehr von Nutzen sein. Clevere setzen sie daher gezielt ein – probiere es!

3.5. Welche Folgen hatte meine bisherige Eifersucht für mich und mein Umfeld

Beim nächsten Schritt hin zu einem Leben ohne Eifersucht sind neben einer guten Beobachtungsgabe auch deine Ehrlichkeit sowie Erkenntnisfähigkeit gefragt. Denn nun geht es darum, dass du erkennst, was deine „bösartigen" Verhaltensmuster mit anderen Menschen machen. Was meinst du, wie ist es für sie, wenn wieder eine deiner berühmt-berüchtigten Eifersuchtsattacken droht?

Auch wenn dies für viele Menschen ein eher unangenehmer Schritt ist, so ist es dennoch von entscheidender Bedeutung, sich einmal damit zu befassen, wie der Partner oder andere Menschen einen im Zustand der Eifersucht erleben und was es mit ihnen macht. Dazu ist natürlich eine gewisse Empathie erforderlich, nur so kannst du dich in das Gegenüber genügend hineinversetzen. Diese Perspektive einmal einzunehmen ist ein ausgesprochen wichtiger Schritt, um die eigenen Verhaltensmuster einschätzen zu können. Ist dies gelungen, so haben Betroffene nämlich oftmals keine Zweifel mehr, dass sie solches Verhalten möglichst schnell ablegen sollten.

Und zwar lieber heute als morgen.

Denn für die Wenigsten ist es angenehm, sich als eine Art kleines Wutmonster zu erleben, das hässliche Dinge sagt und andere Menschen tyrannisiert …

Bislang hast du dich im Rahmen dieses 10-Schritte-Programms mit den Auswirkungen der Eifersucht auf dein Innenleben befasst und hast bereits begriffen, wie schädlich sie für dich selbst ist. Jetzt sollst du einen genauen Blick auf deine Beziehungen werfen. Wie auch bei den anderen Punkten ist es am besten, wenn du dir ein ruhiges Plätzchen hierfür suchst und dir etwas Zeit nimmst. Nützlich kann es ebenfalls sein, wenn du Stift und Zettel dabeihast, um deine

Erkenntnisse bei Bedarf zu notieren. So hast du sie später immer wieder griffbereit, wenn es einmal nötig werden sollte.

Überlege zuerst einmal, was deine Eifersucht bzw. genauer die Verlustangst dahinter eigentlich aussagen ... Was signalisieren sie? Ja, genau, dies ist ein Beleg dafür, dass du dich für grundsätzlich ersetzbar hältst. Denn das ist ja offenbar deine tiefe, innere Überzeugung. Und jetzt wechsle bitte einmal die Perspektive: Was signalisierst du denn deinem Partner oder anderen Menschen in deinem Leben mit dieser Haltung?

Lass dir Zeit und höre einmal genau in dich hinein.

Mit deiner Eifersucht zeigst du ihnen, dass du ihnen nicht traust. Außerdem wird deutlich, dass du dich über sie ärgerst – obwohl sie nichts dafürkönnen und obwohl die Anlässe höchstwahrscheinlich maximal Nichtigkeiten sind. Deinen Partner möchtest du sogar am liebsten gleich komplett seiner Freiheit berauben, denn deine ständigen Versuche zu kontrollieren, den anderen einzuschränken und zu beschneiden meinen genau das. Am liebsten würdest du ausgerechnet den am meisten von dir geliebten Menschen zu Hause einschließen und den Schlüssel wegwerfen. So als wäre dein Partner dein ganz persönliches Eigentum.

Und du machst noch etwas anderes mit deinem Lieblingsmenschen, was ganz sicher nicht in Ordnung ist: Du lässt ausgerechnet an der Person, die dir am meisten bedeutet, etwas aus und lässt sie dafür leiden, was eigentlich DEIN ureigenes Problem ist. Denn die Eifersucht entsteht durch DEINE Defizite.

Ja, das ist starker Tobak. Und nichts, was man sich gerne anhört. Doch es ist wichtig, die Wahrheit zu kennen und sie anzunehmen.

Hast du dies geschafft, kannst du die nächste Teiletappe wagen. Notiere einmal, was genau für Verhaltensweisen dein Partner zeigt, wenn du ihn mit deiner Eifersucht konfrontierst und womöglich Forderungen an ihn stellst. Schreib einfach alles auf, was dir spontan in den Sinn kommt. Die Reihenfolge ist nicht wichtig, ebenso ist es auch nicht entscheidend, dass du es besonders gut formulierst – es handelt sich nur um dein ganz persönliches Brainstorming.

In der Regel sind Eifersuchtsausbrüche für den Partner extrem anstrengend, denn plötzlich befindet man sich schuldlos unter Generalverdacht und wird einem regelrechten Kreuzfeuer ausgesetzt. Zumal es schon im alltäglichen Leben schwierig ist, den hohen Anforderungen, die ein unter Eifersucht leidender Mensch an einen stellt, gerecht zu werden und nicht wieder unabsichtlich in irgendein Fettnäpfchen zu treten. Da können schon kleinste Anzeichen ausreichen und der Betroffene sitzt wütend und beleidigt zugleich vor einem und schreit oder schmollt. Und der Partner? Ist schlicht verzweifelt und überfordert. Was ist jetzt schon wieder los? Vielleicht fragt er sich insgeheim: Ist es etwas das ich getan habe? Ist es etwas, das ich nicht getan habe? Ist es etwas, das ich hätte tun sollen aber nicht getan habe? Oder ist es etwas, das … Der Partner dreht sich häufig gedanklich verzweifelt im Kreis, zermürbt sich das Gehirn und wird immer vorsichtiger in dem, was er sagt oder macht. Schließlich lebt er in einem Minenfeld und kann nie den an ihn gestellten Erwartungen vollständig entsprechen – eine extrem belastende Situation.

Was ist dann die logische Konsequenz? Wenn ich nicht weiß, was ich machen oder vermeiden soll, wähle ich einen dritten Weg – ich ziehe mich zurück. In dem verzweifelten Versuch, so wieder zur Ruhe zu kommen und nicht mehr derartigen Angriffen ausgesetzt zu werden, auf die man nur falsch reagieren kann. Letzten Endes mündet eine Einengung und Beschneidung der persönlichen Freiheiten genau so, wie es der unter Eifersucht Leidende eigentlich unbedingt mit aller Kraft verhindern möchte: Es kommt zur Trennung. Die Beziehung zerbricht.

Aber selbst wenn dies nicht sofort eintritt, wird der Partner anfangen, anderweitig Entlastung zu suchen. Denn auch für ihn sind Bestätigung, Anerkennung und vorurteilsfreie, vertrauensvolle, liebevolle Zuwendung wichtig. Ohne geht es einfach im Leben nicht, denn dies ist unabdingbar, um selbst ein gesundes Selbstbewusstsein zu behalten und seinen Alltag zu bewältigen. Das sind dann die Fälle, in denen der andere sein Glück bei einem anderen Menschen sucht. Und einen Seitensprung wagt. Die Affäre als dringend benötigte Auszeit, um nicht an der Eifersucht des Partners zu zerbrechen.

Letzten Endes wird die eifersüchtige Person mit ihrem Verhalten auf längere Sicht immer genau das provozieren, was sie mit aller Kraft unbedingt vermeiden möchte: Untreue bzw. das Verlassenwerden durch den Partner. Die Eifersucht raubt dem anderen die Energie, die ständigen Unterstellungen setzen diesem zusätzlich zu und nagen an einem, sodass man sich irgendwann einfach nur noch schlecht und mickerig fühlt. Dadurch macht man sich auf die Suche nach einem Menschen, der durch sein vorbehaltloses Vertrauen einem die Lebensfreude und ein gutes Gefühl wiedergibt.

Insofern haben wir es bei Eifersucht mit einer Art „selbsterfüllenden Prophezeiung" (der sogenannte Rosenthal-Effekt) zu tun. Sie bewirkt, dass genau das eintrifft, was einen beschäftigt oder was befürchtet wird. Dabei gilt der Grundsatz: Je mehr Aufmerksamkeit dem Ganzen gewidmet wird, desto schneller und intensiver wird es eintreffen.

Kommen auch noch Aggressionen gegen den Partner als Komponente hinzu, dann sollte grundsätzlich überlegt werden, ob ein Besuch bei einem spezialisierten Coach oder Therapeuten sinnvoll wäre. Denn hier kann möglicherweise eine krankhafte Eifersucht vorliegen (genauer eine wahnhafte Eifersucht).

Tritt derartiges auf, wird der Partner sicherlich noch intensiver reagieren. Denn Aggressivität ist nicht zu tolerieren und auf längere Sicht auch nicht zu ertragen. Und mit Recht. Denn körperliche Gewalt ist stets ein absolutes No-Go.

In diesem Fall gibt es zwei Varianten, auf das Verhalten des Eifersüchtigen zu reagieren. Einerseits kann es passieren, dass der Partner sich wehrt – und zurückschlägt. Solche Situationen können leicht eskalieren, oftmals muss dann sogar die Polizei hinzugezogen werden, da es zu körperlichen Verletzungen kommt. Andererseits, bei einem eher defensiven Partner, mündet dies meist in einer Flucht. Der Partner zieht sich in Etappen oder umgehend zurück, um solchen Ausbrüchen künftig zu entgehen. Dies wiederum bedeutet aber auch, dass der Partner die Beziehung hinter sich lässt.

Was kommt unter dem Strich also dabei heraus? Egal wie ein Betroffener seine Eifersucht ausagiert – am Ende wird sich der bedrängte, kontrollierte Partner stets aus der Beziehung zurückziehen. Und der Eifersüchtige erreicht somit genau das, was eigentlich unbedingt vermieden werden sollte.

Übrigens kennt die Psychologie mehrere typische Strategien von Eifersüchtigen im Umgang mit ihrem inneren „Dämon". Die jeweils eingesetzte Strategie ist einerseits vom eigenen Temperament, andererseits auch von den Reaktionen des Partners abhängig. Eher destruktiv, aber die häufigste Variante ist die konfrontative Strategie. Hierbei wird der Verdächtige im Rahmen einer klassischen

Eifersuchtsszene zur Rede gestellt, teilweise mit den oben bereits beschriebenen aggressiven Anteilen. Richtet sich die Wut vor allem gegen den Rivalen, so kann es durchaus auch zu Racheakten kommen. Dies reicht vom Zerkratzen des Autos über Klingelstreiche und dem Bestellen von 50 Pizzen bis hin zum Aufgeben einer Todesanzeige o.ä. Die so dringend benötigte Liebe und Anerkennung erntet der Eifersüchtige durch solche Aktionen natürlich nicht.

Sinnvoller wären zwei andere Strategien, die kooperative und die indirekte Strategie. Kern beider ist allerdings wiederum eine Veränderung des eigenen Verhaltens.

Der Grundgedanke der kooperativen Strategie ist es, sich dem Partner in einem Gespräch zu offenbaren und mit diesem offen und ehrlich über die Eifersucht zu sprechen. Hier geht es um eine Problembewältigung durch die Intensivierung des gegenseitigen Vertrauens. Dabei wird der Partner in den Prozess mit einbezogen.

Wer dagegen die indirekte Strategie wählt, wird sich bemühen, das eigene Verhalten auf den Prüfstand zu stellen und die Eifersucht zu bekämpfen. Ziel ist es, durch die Veränderung des Verhaltens für den anderen wieder attraktiver zu werden.

Mit diesem 10-Schritte-Programm verfolgst du also die indirekte Strategie gegen die Eifersucht. Ein besonders erfolgsversprechender Ansatz, bei dem du nun schon wieder eine weitere Stufe bewältigt hast. Denn jetzt ist dir bewusst, was deine Eifersucht mit deinem Partner macht – und dir ist klar, dass du das beenden musst, wenn dir deine Beziehung wichtig ist.

3.6 Entdecke die Ursachen, warum die Eifersucht zu diesen Momenten/Orten entsteht

Jetzt gehen wir noch etwas mehr ins Detail und finden heraus, wovon deine Eifersucht genau ausgelöst wird. Um sie beherrschen zu können, ist es nämlich wichtig zu lernen, wovon sie getriggert wird. Denn wenn du dann in eine potenziell gefährliche Situation kommst, bist du in der Lage, die möglichen Auslöser schon vorab zu identifizieren. Dadurch hast du es ab sofort in der Hand zu entscheiden, wie du darauf reagieren möchtest: etwa indem du dich der Situation entziehst oder indem du die erkannten Auslöse-Reize sofort richtig und angemessen einordnest. Dadurch hast du es in der Hand, ob deine Eifersucht überhaupt aktiv werden muss. Kennst du die Trigger, dann kannst du wieder selbst über dein Verhalten und deine Reaktionen entscheiden – und musst dich nicht mehr von einer tendenziell unvernünftigen und überschießenden Emotion beherrschen lassen.

Lerne deine Eifersucht besser zu verstehen.

Entscheidend ist dabei, dass du möglichst unemotional vorgehst. Tatsächlich sind Achtsamkeit und Akzeptanz die besten Ratgeber, um Eifersucht zu bewältigen. Verurteile dich also nicht für dieses Gefühl, beobachte es einfach nur mit freundlichem Interesse und versuche zu verstehen, wovor die Eifersucht dich schützen möchte und wann sie unruhig wird und in „Habachtstellung" geht.

Wenn du noch einmal an deine typischen Eifersuchtsmomente zurückgehst, frage dich, warum das Gefühl genau da in dir ausgelöst wurde. Warum warst oder bist du da eifersüchtig geworden? Am besten ist es, wenn du dich wiederum in einem möglichst entspannten Zustand befindest und nicht fürchten musst, dass dich im nächsten Augenblick jemand stört. Atme tief in deinen Bauch, lass alle Anspannung aus deinem Körper. Fühle, wie dein Po auf dem Sessel oder dem Sofa ruht. Jetzt gehe in Gedanken wieder in die Situation und beobachte genau, was sich verändert hat, direkt bevor die Eifersucht in dir aufkeimte.

Hast du den Auslöser identifiziert, so solltest du dich einmal – vorurteilsfrei und liebevoll – fragen, aus welchem Grund du dich durch diesen Trigger (Ist es ein Mensch? Ein Satz? Eine Berührung? Ein abgewandter Blick?) plötzlich bedroht fühlst? Denn aufgrund dieser Unsicherheit wird dein inneres System mit Eifersucht antworten – um Schlimmeres, um Verletzungen zu verhindern.

Gehe nun noch einen Schritt weiter in die Tiefe, forsche einmal in deiner Vergangenheit – wann tauchte dieses ganz spezielle Gefühl zum ersten Mal auf? Dieses Gefühl, das sich in deinem Bauch oder in der Brust meldete, kurz bevor die Eifersucht aufwachte. Hattest du schon einmal eine Situation oder vielleicht sogar mehrere erleben müssen, die es dir jetzt so schwer machen, deinem Partner Vertrauen zu schenken? Wie war das damals? Wenn du noch einmal in diesen Erinnerungsmoment eintauchst: Fühlt sich alles noch sehr präsent für dich an? So als wäre dir der Schmerz erst gerade eben zugefügt worden?

Manche Situationen sind sehr traumatisch für uns und wir schleppen diese tiefsitzenden Erlebnisse Jahr um Jahr mit, wenn wir sie damals nicht klären oder bewältigen konnten. Gerade für Kinder ist es häufig gar nicht möglich, auf Bedrohungen oder Zurückweisungen geeignet zu reagieren. So kann die beim Tod einer nahestehenden, geliebten Person empfundene Verlustangst oder das Unverständnis, wenn ein Elternteil die Familie verlässt, in der Regel nicht produktiv bewältigt werden. In der Folge werden daher die tiefsitzenden Ängste beginnen, sich für künftige ähnliche Situationen einen Schlachtplan zur Abwendung des Schmerzes zurecht zu legen. Gerade die Kontrollversuche bei Eifersucht sollen ja explizit das Verlassenwerden verhindern.

Forsche ebenfalls nach, wie es in der vorgestellten Situation um dein Selbstvertrauen steht. Wie selbstsicher bist du im Alltag? Frühe

Verletzungen (d.h. in der Kindheit) haben die Tendenz, einen Menschen grundsätzlich zu verunsichern. Wenn du tief in dir drin davon überzeugt bist, dass du nichts wert und vor allem nicht liebenswert bist, dann resultiert das später in der Angst, von jedem X-Beliebigen ersetzt werden zu können. Und dann sieht man sich hilflos einer millionenfachen Bedrohung des eigenen kleinen Glücks ausgesetzt. Die hierfür erforderliche Wachsamkeit geht über die Kraft eines Menschen weit hinaus.

Frage dich auch einmal ganz ehrlich, wie du dich körperlich in der Situation gefühlt hast. Fit? Vital? Kränklich? Schwach? Wie steht es allgemein um deine Gesundheit? Liegen bei dir bereits bekannte Probleme vor oder gibt es Anzeichen, die darauf hindeuten, dass es dir gerade nicht gut geht? Tatsächlich kann eine ausgeprägte Eifersucht nämlich auch eine Begleiterscheinung von Erkrankungen darstellen. Falls ein entsprechender Verdacht besteht, solltest du das Ganze einmal mit deinem Arzt besprechen.

Ähnlich ist es, wenn deine Eifersucht immer genau dann zuschlägt, wenn du gerade einen ganz miesen Tag oder eine üble Woche hast. Hinter einem länger andauernden Stimmungstief könnten sich nämlich in Wahrheit auch eine depressive Verstimmung oder sogar eine ausgewachsene Depression verbergen. Eifersüchtige Gedankenkreise kommen durchaus als Begleiterscheinungen einer generellen Angstproblematik vor. Schlägt deine Eifersucht immer genau dann zu, wenn du sowieso schon traurig bist oder dich nicht gut fühlst oder dich in einem anderen typischen emotionalen Zustand befindest, dann ist ebenfalls ein Gespräch mit einem Arzt sinnvoll. Denn dieser kann die möglicherweise zugrunde liegende Erkrankung behandeln. Gerade in Bezug auf Depressionen und Angststörungen sind inzwischen wirkungsvolle, gut verträgliche Medikamente vorhanden, die zudem nicht abhängig machen.

Du siehst, es ist sehr wichtig gründlich zu prüfen, welche Ursachen deine Eifersucht genau auslösen. Denn hinter dieser Emotion kann sich durchaus auch viel mehr verstecken.

3.7 Durchleuchte jede Ursache auf Rationalität und den dahinterliegenden Sinn

Bravo!

Du hast es bis hierhin geschafft und hast eine ganze Menge über deine Eifersucht gelernt! Das ist toll. Denn diese Erfahrungen werden dir in Zukunft sicher nützlich sein und dir dabei helfen, anders mit dieser Emotion umzugehen. Denn jetzt verstehst du bereits, warum du dieses Gefühl so stark empfindest. Um die Eifersucht aber in den Griff zu bekommen, ist es auch nötig, die Kontrolle über sie zu erlangen. Das wollen wir mit diesem Schritt erreichen.

Du hast dir ja in den vorherigen Übungen bereits intensive Gedanken über deine Eifersucht, die Auslöser und deine jeweiligen Gefühle gemacht. Ideal wäre es nun, wenn du dir dazu ein paar Notizen gemacht hast, auf die du jetzt zurückgreifen kannst. Denn jetzt geht es darum, einmal eine Außensicht auf das Ganze einzunehmen, um herauszufinden, ob die Eifersucht berechtigt ist und was sie dir eigentlich sagen will.

Hierzu ist es am besten, wenn du dich noch einmal in einen deiner ganz typischen Eifersuchtsmomente hineinversetzt. Vielleicht geht es dir so, dass du schon unruhig wirst, wenn dein Partner dir einmal nicht seine ungeteilte Aufmerksamkeit schenkt? Das wäre eine ganz klassische Situation. Tatsächlich ist es für Menschen mit einer Neigung zu Eifersucht typisch, dass sie es z.B. in Gesellschaft nur schwer aushalten können, wenn der Partner plötzlich beginnt, sich angeregt mit jemand anderem zu unterhalten. Dabei ist es meist nicht einmal von Bedeutung, ob es sich um einen attraktiven Menschen handelt, der genau ins Beuteschema des Partners passen würde, oder um jemand völlig anderen. Es genügt oftmals bereits, dass der von Eifersucht Betroffene für einige Zeit nicht im Fokus der

Aufmerksamkeit des geliebten Partners ist, um die Emotion zu triggern.

Wenn für dich eher eine andere Situation viel bedeutsamer ist, dann konzentriere dich nun darauf.

Jetzt geht es darum, dass du innerlich gewissermaßen einen Schritt zurücktrittst und dir die Szene anschaust – und zwar so, wie ein ganz neutraler, unvoreingenommener Betrachter dies tun würde. Registriere, ob Menschen da sind und wenn ja, welche. Welche Stimmung herrscht im Raum und bei deinem Alter Ego in der Szene? Welche Konstellationen oder Beziehungen bestehen zwischen den Menschen im Raum?

Nachdem du alles aufmerksam angesehen hast, kommt nun der nächste Schritt: In deiner Eigenschaft als neutraler Beobachter sollst du jetzt einmal genau überlegen, ob die Eifersucht deines Alter Egos in diesem Moment wirklich begründet ist …

Und? Ist sie es?

Kalkuliere alle vorhandenen Fakten mit ein und ziehe dann einen unvoreingenommenen, neutralen Schluss. Wenn die Eifersucht nicht begründet ist: Handelt es sich womöglich um eine Überreaktion, die vielleicht nur auf schlechten Vorerfahrungen beruht?

Führe dies für jeden deiner typischen Eifersuchtsmomente einzeln durch und schreibe deine Erkenntnisse auf. Du weißt ja: Was man schwarz auf weiß hat, das bleibt haften.

Richte deine Aufmerksamkeit bei dieser Übung auch darauf, einmal herauszufinden, was genau der Sinn deiner eifersüchtigen Reaktion sein könnte. Wenn es z.B. um den Entzug von Aufmerksamkeit geht und dies schon als Reaktion ausreicht, so ist die Lösung hierfür sogar recht einfach, denn dies ist bereits gut erforscht. Viele Menschen setzen Aufmerksamkeit nämlich mit Liebe gleich. Und für kleine Kinder ist die Aufmerksamkeit der Eltern von elementarer Bedeutung, denn wenn diese sich nicht mehr um das Kind kümmern und für es sorgen, dann ist sein Leben bedroht. Vernachlässigung und Unachtsamkeit können nämlich Ursachen für schwerwiegende Unfälle, Verletzungen, Hunger oder sogar den Tod sein. Hat ein Kind jedoch das so wichtige „Urvertrauen" durch eine gute, verlässliche Fürsorge erwerben können, so wird es als Erwachsener genug Selbstvertrauen haben – und auch Vertrauen in Partner, Familie, Freunde, Bekannte.

Wurdest du vielleicht bereits von einem Partner betrogen und bist daher misstrauisch? Oder was sind deine speziellen Eifersuchtsursachen?

Treffe bewusst eine Entscheidung, deinem Partner zu vertrauen. Denn deine Eifersucht beruht auf Erfahrungen aus deiner Vergangenheit. Das ist vorbei und geschehen! Entscheide dich, diese Verletzungen hinter dir zu lassen, schließe damit ab. Wenn du dir Notizen gemacht hast, ist nun der optimale Zeitpunkt gekommen, um die Zettel zu nehmen und im Waschbecken anzuzünden. Gemeinsam mit dem Rauch lässt du die Gedanken an frühere Verletzungen verschwinden. Ebenfalls sehr beruhigend und befreiend kann ein anderes kleines Ritual sein: Vielleicht möchtest du lieber aus dem Zettel ein Papierboot basteln. Nimm es und setze es in einen Fluss. Sieh zu, wie das Boot mit den schlechten Erlebnissen davongetrieben wird. Nimm dieses Bild ganz in dir auf, denn dann kannst du es bei Bedarf wieder abrufen. Stelle dir in kritischen Situationen einfach vor, wie du da in der Sonne am Rand des Flusses stehst und deine Sorgen davontreiben siehst.

Solche Bilder sind ungemein befreiend und geben dir Kraft.

PS: Künftig solltest du bei aufkeimenden Eifersuchtsgefühlen auch stets versuchen, Beweise zu finden – dafür und dagegen. Nur wenn du wirklich Handfestes vorliegen hast, ist Eifersucht gestattet. Ganz nach dem Grundsatz: Im Zweifel für den Angeklagten. Halte dich aber an eine Regel: Keine Schnüffeleien in Privatsachen.

Du wirst sehen, wenn du mit der Haltung des neutralen Beobachters recherchierst, wirst du schnell wieder deine innere Ruhe zurückgewinnen.

3.8 Entwickle Lösungsansätze für dein Eifersuchtsproblem

Gefahr erkannt, Gefahr gebannt – so heißt es in einem beliebten Sprichwort. Und tatsächlich hast du bereits wichtige Schritte getan, um deine Eifersucht in den Griff zu bekommen: Du hast dich mit deinen eigenen Gefühlen und Gedanken sowie den Reaktionen der anderen auseinandergesetzt. Du weißt jetzt, weshalb du das Bedürfnis hast, genau so zu agieren, wie es die Eifersucht vorgibt. Und du hast dich einmal in deinen geliebten Partner hineinversetzt und kannst nun einschätzen, wie derjenige sich im Fall der Fälle fühlt. Die in der Regel ungerechtfertigten Verdächtigungen verursachen nachhaltige Verletzungen, die den Partner zumeist über kurz oder lang davontreiben. Genau das ist es doch aber, was deine Eifersucht mit aller Macht verhindern möchte.

Ohne diese Erkenntnisse kann man sich nicht wirklich von der Eifersucht befreien, denn es fehlt einem der Blick dafür, woher sie kommt und was sie anrichtet. Außerdem ergibt sich so eine noch intensivere „Hebelwirkung". Denn genauso wie man mit dem richtigen Hebel sogar die schwersten Sachen bewegen kann, so kannst du mit dem geeigneten „Hebel" (= Motivation) auch deine Eifersucht viel effektiver bekämpfen.

Und das soll in diesem Abschnitt nun das Thema sein. Lösungen für deine Eifersucht.

Dabei ist zu beachten: Es gibt mehrere sehr gut geeignete Mittel und Maßnahmen, die jedoch nur dann optimal wirken, wenn sie zum richtigen Zeitpunkt eingesetzt werden.

Ein besonders probates Mittel für eine akute Situation, wo du schon wieder merkst, dass die Eifersucht sich bemerkbar machen will, ist die Gedankenstopp-Methode. Diese Technik aus dem mentalen Training, die wiederum aus dem NLP (Neurolinguistisches

Programmieren) stammt, ist ausgesprochen simpel aber dennoch sehr effektiv. Sobald du die ersten Anzeichen der Eifersucht bemerkst (und das wirst du dank der letzten Übungen nun deutlich schneller können!), sagst du selbst zu dir einmal laut, deutlich und energisch: „Stopp!" Alternativ kannst du dir auch ein Stopp-Schild vorstellen, aber das Aussprechen ist noch deutlich nachhaltiger. Jetzt tust du etwas, um dich selbst zu erschrecken – fang an, wie ein Frosch herumzuhüpfen oder steck dir einen Finger ins Ohr und springe einen Moment auf einem Bein. Was auch immer. Es sollte auf jeden Fall radikal genug sein, um dich nachhaltig von der Eifersucht abzulenken.

Damit hast du nämlich die Reiz-Reaktionskette unterbrochen – exzellent! Denn das verschafft dir eine Verschnaufpause, um wieder klar zu denken und genau beurteilen zu können, ob deine Reaktion wirklich nötig ist.

Optimal ist es, wenn du zuvor schon ein positives Bild eingeübt hast, das du im Anschluss an den Gedankenstopp verwendest. Ein Bild, das alles zusammenfasst, was du dir wünschst (über die Träume hatten wir ja bereits gesprochen), oder einfach der allerglücklichste Moment deines Lebens, indem du dich rundum geliebt gefühlt hast. Um diese Visualisierung einsetzen zu können, musst du sie zunächst in einem ruhigen, entspannten Moment „entwickeln". Das heißt: Du überlegst einmal, wann gab es eine Situation, wo du komplett mit dir im Reinen warst? Rundum zufrieden, glücklich, strahlend, völlig „eins mit dir und dem Universum". Ruf dir diese Situation in Erinnerung und tauche noch einmal ein, spüre nach, wie es sich auf der Haut angefühlt hat, welchen Geschmack du auf der Zunge hattest, was zu riechen war … Genieße es mit allen Sinnen – und dann setze einen Anker.

Ein Anker ist in diesem Fall eine kleine Bewegung, die du durch Üben mit dem Bild und den dazugehörigen Gefühlen kombinieren kannst. Wenn du sie im Alltag ausführst, kannst du genau dieses Gefühl bei Bedarf wieder abrufen und damit auch andere Emotionen überdecken. Gut funktioniert es beispielsweise, wenn du dich mit den Fingern an einer bestimmten Stelle zwickst oder den Daumen so auf den Zeigefinger drückst, als wolltest du einen Kuli klicken lassen.

Je öfter und intensiver du dein Wunschbild ankerst, desto schneller kannst du darauf im Alltag zurückgreifen. Probiere es aus!

Ein wichtiges Element zur Bewältigung der Eifersucht wurde bereits vorgestellt: die sogenannte kooperative Strategie. Diese ist letztlich eigentlich ganz einfach – stellt für viele Menschen allerdings erst einmal ein Problem dar. Denn hier geht es darum, über den eigenen Schatten zu springen und sich dem Partner anzuvertrauen. Also sich dem Anderen komplett zu öffnen und über die Eifersucht zu sprechen. Über Ängste, Befürchtungen, Träume, Wünsche oder auch alle anderen Gedanken. So kann der Partner besser verstehen, was in dem von Eifersucht Betroffenen vorgeht – was deutlich zu seiner Entlastung und damit zur höheren emotionalen Stabilität beitragen wird. Sind die Gespräche getragen von einer insgesamt positiven, wertschätzenden Grundhaltung, so können auch die geheimen Befürchtungen von der eifersüchtigen Person angesprochen und gemeinsam geklärt sowie entkräftet werden. Des Weiteren ist es so ebenfalls möglich einmal nachzufragen, was der Partner an einem besonders schätzt. Da Eifersüchtige vielfach einen Exklusivitätsanspruch haben (d.h. der Partner soll einen in sämtlichen Persönlichkeitsaspekten wertschätzen), kann auf diese Weise einmal deutlich ausgesprochen werden, was man am anderen liebt. Es ist ausgesprochen hilfreich, wenn du als Betroffener eine neue Priorität bezüglich der Wertschätzung des Partners setzen kannst. Frag dich z.B., ob es möglicherweise entwürdigende Aspekte gibt. Wenn du dich selbst etwa nicht besonders hübsch findest, solltest du dich einmal intensiv fragen, ob dies wirklich von so großer Bedeutung ist.

Wenn du deine Selbstakzeptanz verbessern möchtest, dann kannst du nicht nur in den zahlreich angebotenen Kursen und Coachings, die u.a. von Volkshochschulen oder Trainern veranstaltet werden, sondern auch zu Hause in deinen eigenen vier Wänden etwas dafür tun. Nimm dir beispielsweise wieder einen Zettel und einen Stift und setze oben links auf die Seite ein großes Plus – rechts ein Minus. Da es den meisten Leuten leichter fällt, ihre „schlechten" Eigenschaften zuerst aufzuführen, kannst du damit starten.

Überlege dir nun, welches deine ganz persönlichen Stärken sind. Was macht dich unvergleichlich? Welche deiner Eigenschaften sind ganz besonders? Was gefällt dir selbst an dir? Wofür wirst du von anderen gelobt oder erhältst sogar Komplimente? Was hast du alles erreicht? Gibt es etwas, das du besonders gut beherrschst und kannst? Notiere dir alles auf deinem Zettel – falls es dir schwerfällt, kannst du dir gerne Hilfe vom Partner, von Freunden und der Familie holen. Was lieben und schätzen sie an dir?

Es gibt bei dieser Übung nur eine Spielregel: Betrachte ausschließlich dich selbst. Vergleiche mit anderen Menschen sind tabu!

Lehne dich nun zurück und lasse deinen Blick mal über die Liste schweifen – das bist ebenfalls du! Und du siehst, du bist alles andere als austauschbar und kannst stolz auf dich sein!

Um den entscheidenden Kick für dein Selbstvertrauen zu erhalten, kannst du auch etwas Besonderes tun. Vielleicht gibt es ja etwas, was du eigentlich schon immer gerne mal gemacht hättest – aber dich nie getraut hast. Genau JETZT ist der richtige Zeitpunkt, um es zu tun! Du wirst sehen, das wird dein Selbstbewusstsein extrem steigern.

Außerdem ist es sinnvoll, den Fokus ein wenig weg von der Beziehung zu nehmen. Tu einmal etwas nur für dich selbst. Was wäre geeignet, damit du dich grundsätzlich besser und zufriedener fühlst? Ein neuer, erfüllender Job oder eine Aufgabe? Mehr Sport? Entspannungstechniken lernen? Dich gesünder ernähren?

Denn wenn du dir Alternativen zu deiner Beziehung schaffst, dann hat das mehrere Vorteile zugleich. Einerseits wirst du dich dann weniger abhängig von deinem Partner fühlen. Dadurch wiederum wird sich vieles entzerren. Du wirst dann nämlich weder die Lust noch die Zeit haben, um ständig jeden Schritt, jede Regung und jeden Halbsatz des Partners auf die Goldwaage zu legen und ihn auf Indizien hin abzuklopfen.

Wenn du dein soziales Netz erweiterst, dann stärkt das dein Selbstbewusstsein und du lernst zugleich, dass es sehr wohl ein spannendes, interessantes, bereicherndes Leben ohne deinen Partner gibt – und du auch ohne ihn existieren könntest. Insofern sind Freizeitaktivitäten aller Art optimal als Alternativen zu deiner Beziehung. Wofür interessierst du dich? Egal ob beruflich, sozial, politisch, familiär oder sportlich – ein breites Spektrum wartet auf dich!

Übrigens ist es zudem wichtig zu lernen, positiver mit sich selbst zu sprechen. Auf die Bedeutung von Glaubenssätzen für unser Leben und unser Verhalten wurde bereits hingewiesen. Da in unserer Gesellschafft einerseits das Ideal der einen, romantischen Liebe fest verankert ist und Eifersucht gemeinhin immer noch als eine Art Liebesbeweis gilt, als das Salz in der Suppe, das eine Beziehung spannender macht, tragen wir leider entsprechende Glaubenssätze tief in unserem Verstand mit uns herum. Deshalb ist es gerade für Eifersüchtige so wichtig, neue Glaubenssätze für sich selbst zu entwickeln. Wenn du meinst, dass Eifersucht einfach zu einer Beziehung dazu gehört, dann wirst du ein Problem haben, diese Emotion zu bekämpfen. Der Gedanke ist in Wahrheit sogar schädlich!

Welche anderen Glaubenssätze hast du noch, die dich daran hindern, deine Eifersucht loszuwerden? Bist du insgeheim davon überzeugt, dass du nie wieder einen Partner finden wirst, wenn der aktuelle geht? Oder bist du der Ansicht, dass dein geliebter Partner auf eine Affäre aus ist, weil er in der Stadt einen attraktiven Menschen ansieht (was wir übrigens alle dann und wann reflexhaft machen)? Hast du unbewusst verinnerlicht, dass alle Menschen nur auf ihren eigenen Vorteil aus sind und egoistisch handeln, wenn sie sich entscheiden müssen? Hast du den Eindruck, dass die ganze Welt gegen dich ist und du immer nur Knüppel zwischen die Beine geschmissen bekommst?

Dann ist es höchste Zeit für positivere Selbstgespräche!

Menschen haben nämlich eine ganz unglückliche Eigenschaft: Sie testen solche Aussagen – und finden natürlich prompt auch eine Bestätigung. Das Kind, das immer wieder gesagt bekommt, dass niemand in seiner Familie Mathe kann, sondern alle mehr musikalisch begabt sind, das wird nämlich weniger lernen (Ich lerne es ja sowieso nicht) und dann höchstwahrscheinlich mit einer schlechten Note in der nächsten Mathearbeit nach Hause kommen. Sowohl für das Kind als auch die Eltern die Bestätigung, dass die ursprüngliche Aussage zutrifft. So funktioniert eine sich selbst erfüllende Prophezeiung.

Für negative Glaubenssätze findet man immer irgendwann eine Bestätigung.

Entgegenwirken kannst du dem, wenn du andere, positive Glaubenssätze dagegenhältst. Diese „Affirmationen", kurze, bejahende Sätze helfen uns beim Umprogrammieren unseres Gehirns. Mit ihnen lassen sich unsere Überzeugungen, Verhaltensweisen und Emotionen verändern. Entscheidend ist dabei, dass du eine Formulierung findest, die dir persönlich etwas sagt. Außerdem sollte sie positiv formuliert sein, Ausdrücke wie „nicht" und „kein" haben in Affirmationen nichts zu suchen. Unser Gehirn kann sie nicht verstehen (wie die Aussage „Denken Sie jetzt bitte mal NICHT an rosa Elefanten" eindrucksvoll belegt). Des Weiteren sollten Affirmationen in der Gegenwartsform gebildet werden, schließlich soll unser Verstand ja den Eindruck gewinnen, dass wir diese Eigenschaft bereits besitzen.

Beachte bitte auch, dass eine Affirmation glaubwürdig und realistisch sein sollte. Bei „Ich bin schön, alle lieben mich" meldet sich vermutlich gleich wieder dein innerer Kritiker und meckert, dass das ja Quatsch wäre. Schließlich zeigt ja jede Zeitschrift, dass es Menschen gibt, die dem gängigen Schönheitsideal mehr entsprechen. Und dieses Argument lässt sich schwer bestreiten. Also bitte keine direkten Affirmationen verwenden! Gut ist es, Formulierungen wie „Ich glaube an mich" zu nutzen und den gewünschten Sachverhalt zu umschreiben.

Wenn du wissen willst, ob dein neuer, positiver Glaubenssatz passt, dann mach diesen einfachen Test: Sprich den Satz einmal langsam und laut aus und warte ab. Was sagt dein Bauchgefühl dazu? Passt es? Wenn ja: Dann hast du eine machtvolle Affirmation gefunden. Ansonsten: Weitersuchen.

Eine andere Strategie kann auch sein, die neue Beziehung deines Partners zu akzeptieren. Etwa wenn sich dein Partner mit jemandem anfreundet, weil beide beispielsweise zusammenarbeiten oder ein gemeinsames Hobby haben.

Gegebenenfalls lässt sich die „Konkurrenzbeziehung" ja auch verändern, sodass es sich für dich weniger belastend anfühlt. Vielleicht ist eine gemeinsame Freundschaft möglich, also eine Art Dreierbeziehung? So hast du die Gelegenheit, an den Aktivitäten der beiden Personen teilzuhaben und musst dich nicht ausgeschlossen fühlen. Eine weitere Variante ist es, diese Beziehung in einen größeren Kontext zu stellen. Denkbar wäre es beispielsweise, diese in eine Wohngemeinschaft oder eine größere Freundesgruppe einzubinden. Da du ja bereits erlebt hast, dass es oftmals nur Details bzw. bestimmte Strukturen der Ausgangssituation sind, die die Eifersucht hervorrufen, kann eine Veränderung von einzelnen Elementen ausgesprochen hilfreich sein. Denn verändern sich die Rahmenbedingungen, so hat die Eifersucht oftmals gar keine Chance mehr, präsent zu werden.

Du siehst, es gibt jede Menge Lösungsansätze für den erfolgreichen Umgang mit Eifersucht – entdecke deine ganz spezielle eigene Bewältigungsstrategie oder kombiniere die erfolgversprechendsten für dich.

3.9 Das Umsetzen der Lösungsideen und deren stetige Kontrolle

Hast du erst einmal die Strategien und Lösungsideen gefunden, die zu dir passen, so kann es wirklich konkret losgehen mit der Bekämpfung deiner Eifersucht. Denn nun kommt der Einsatz im Ernstfall, also in der Realität. Tschakka!

Dabei wirst du sicher feststellen, dass du jede Menge Energie brauchst, um die Lösungen wirklich anzuwenden. Denn nichts ist anspruchsvoller, als tiefverwurzelte Verhaltensweisen und Gedanken zu ändern. Lass dich also nicht entmutigen, wenn du zu Beginn schnell mal wieder in deine alten Verhaltensmuster zurückrutschst – das ist absolut normal. Wundere dich ebenfalls nicht, wenn du mal über das Ziel hinausschießt und irritierte Blicke erntest. Lernen funktioniert so. Dabei pendelt man quasi zwischen den Extremen, zwischen zu viel und zu wenig. Man nähert sich so vorsichtig dem richten Wert an. Wenn du daran denkst, wie lange Kinder brauchen, um stehen und laufen zu lernen, dann verstehst du, dass so etwas seine Zeit braucht und am Anfang auch etwas holperig und mit Rückschlägen verlaufen kann.

Aber wie die Kinder solltest du dich auf gar keinen Fall entmutigen lassen! Freu dich vielmehr auf den Moment, wo du „stehst" – also endlich einmal souverän darüber lächeln kannst, wenn dein Partner sich auf einer Party interessiert mit jemandem unterhält und du dich sogar noch darüber freust. Denn es ist doch nichts schöner, als einen geliebten Menschen glücklich zu sehen, meinst du nicht auch? Oder wenn du deinen Blick nicht mehr instinktiv über seinen Pulli gleiten lässt auf der Suche nach fremden Haaren. Wenn dein Kontrollbedürfnis sich zwar regt, aber du keine Zeit hast dem nachzukommen, weil du heute unbedingt zum Sport möchtest. Das sind wunderbare Momente, die auf dich warten, wenn du durchhältst.

Unterstützend kannst du einiges tun: Erzähle deinem Partner oder den Freunden von deinem Vorhaben, künftig anders mit deiner

Eifersucht umzugehen. So schaffst du Hebelwirkung! Denn dadurch entsteht eine externe Erwartungshaltung und somit eine gewisse Kontrolle. Und sicherlich möchtest du nicht dabei „ertappt" werden, dass du es nicht hinkriegst! Übrigens können auch kleine Wetten mit Freunden ein gutes Mittel sein, um den eigenen Ehrgeiz in Bezug auf das Durchhaltevermögen zu wecken.

Was du aber auf jeden Fall tun solltest, ist, ein Trainingstagebuch zu führen. Dies ist ebenfalls eine klassische Methode aus dem Mentaltraining, aber sie ist auch beim Kampf gegen die Eifersucht ein hervorragendes Mittel. Warum? Weil du hier schwarz auf weiß sehen kannst, welche Fortschritte du schon gemacht hast.

Notiere daher genau, wann du eifersüchtig bist. Notiere dazu ebenso deine Reaktionen und die deines Partners bzw. der Umgebung. Welche Übungen klappen schon gut, welche musst du noch einmal intensiver angehen? Wenn du dies sorgfältig dokumentierst, dann hast du eine wunderbare Übersicht über deinen bisher bereits geschafften Weg – unterwegs zu einem Leben ohne Eifersucht.

Das wirklich Gute an dem Trainingstagebuch ist aber, dass es dir helfen wird, wenn du den Eindruck hast, es würde alles gar nichts nützen und nichts klappen! Dann ist es perfekt, sich die Notizen zur Hand zu nehmen und sie einmal durchzublättern. Plötzlich stellst du nämlich fest, dass du bereits ein gutes Stück des Weges geschafft hast. Und dass du schon viel schlimmere Situationen und auch Rückschläge überstanden hast. Vielleicht musst du sogar etwas lächeln, weil du früher über Dinge und Situationen gejammert hast, die für dich heute ganz leicht zu bewältigen sind. Du liest außerdem, was bereits gut gelaufen ist und wie sehr sich deine Ausgangslage bereits gebessert hat. Das gibt dir neuen Mut, jetzt auch noch die letzten Meter deines Weges anzupacken.

Du siehst: ein eher unscheinbares Hilfsmittel – aber mit großer Wirkung!

3.10 Endlich wieder Vertrauen lernen

Puh! Die Eifersucht hast du nun im Griff und kannst sie erfolgreich bekämpfen. Eine tolle Leistung!

Doch nach der Pflicht kommt bekanntlich die Kür. Deshalb solltest du nicht bei dem Erreichten stehenbleiben, sondern noch das i-Tüpfelchen draufsetzen. Denn natürlich stellt die Eifersucht für zwischenmenschliche Beziehungen eine echte Belastungsprobe dar und es ist gut, wenn sie endlich weg ist. Aber für eine erfüllende, bereichernde und intakte Beziehung ist Vertrauen die entscheidende Voraussetzung.

Vermutlich ist eure Beziehung durch deine Eifersucht in der letzten Zeit ein wenig angekratzt worden, es passiert häufig, dass man dem Partner unabsichtlich mit dem eigenen Misstrauen stark zusetzt. Das kannst du natürlich nicht wieder ungeschehen machen, aber gemeinsam könnt ihr auf Basis deiner neuen Erfahrungen und Einstellungen nun wieder lernen, gegenseitiges Vertrauen aufzubauen, sodass du dich traust, dich endlich deinem Lieblingsmenschen gegenüber zu öffnen. Dazu braucht es jede Menge Mut und den Willen, es gemeinsam noch einmal anzugehen. Mit den nachfolgenden Tipps gelingt es, eine gute Grundlage für eine gemeinsame Zukunft zu schaffen.

- **Entscheidet euch, bewusst zu vertrauen.** Klar, wenn man schon einmal enttäuscht wurde, dann fällt es schwer, dem anderen zu vertrauen. Deshalb ist es wichtig, sich vorab bewusst und willentlich zu entscheiden, dem anderen zu vertrauen. Außerdem sollte man sich im Rahmen der Entscheidung auch damit auseinandersetzen, dass wir alle nur Menschen sind und insofern ein Vertrauensbruch immer mal vorkommen kann. Wer das stets einkalkuliert, den kann so etwas nicht mehr böse überraschen.

- **Seid ehrlich und offen zueinander!** Ehrlichkeit ist eine Grundvoraussetzung für eine funktionierende Partnerschaft, denn hierauf basiert das Vertrauen. Dazu wiederum gehört es auch, die Wünsche, Bedürfnisse und Vorstellungen des anderen ernst zu nehmen. Das funktioniert allerdings nur, wenn du selbst mit deinen Erfahrungen und Emotionen ehrlich umgehst. Sage deinem Partner offen, dass es dir schwer fällt zu vertrauen, dass du aber gerne daran arbeiten möchtest. So lässt du emotionale Nähe zu. Respektiere ebenso die Wünsche des anderen. Lügen, Ausflüchte oder Geheimnisse sind echte No-Go's! Deshalb sollten beide Partner grundsätzlich auch einmal offen und ehrlich über eventuell vorhandene „Altlasten" sprechen, selbst wenn es in der Regel nicht so gut ankommt, wenn der Ex-Partner thematisiert wird. Hierbei geht es allerdings nicht um die Schwärmereien, in die manche Leute gerne ausbrechen. Also in der Art: „Mit xy war es immer so schön, gemeinsam klettern zu fahren ..." oder „Xy konnte einfach fabelhaft kochen und hat mich jeden Abend mit einem Drei-Gänge-Menü erwartet ..." Gefragt ist vielmehr Ehrlichkeit. Denn es kann wichtig sein zu wissen, wenn der Partner vom Ex verletzt wurde. Vielleicht leidet dein Partner immer noch unter den Schmerzen, die ein Seitensprung in der letzten Beziehung hervorgerufen hat? Und ist deshalb immer gereizt, wenn du so intensiv nachfragst, wo er gewesen ist. Vielleicht eskalieren Gesprächsversuche deinerseits immer genau deshalb, weil der andere zuvor bereits mit einem krankhaft eifersüchtigen Partner zusammen war und bereits die kleinste Andeutung ausreicht, um ihn wieder an die durchlebten schrecklichen Zeiten zu erinnern. Manchmal haben Menschen aufgrund ihrer Vorgeschichte ein

Problem damit zu vertrauen, aber genau das sollte der Partner wissen. Denn nur dann kann er abschätzen, ob er sich gerade wieder auf vermintem Gebiet bewegt. So etwas setzt allerdings Vertrauen voraus – das der andere womöglich gerade nicht aufbringen kann. Fazit: Alles was einen belastet oder unsicher macht, sollte der Partner erfahren. Das ist eine Grundvoraussetzung für eine intakte Beziehung.

- **Und nochmals: Ohne Selbstvertrauen geht nichts!** Denn sonst kann ich auch keinem anderen Menschen vertrauen! Selbstzweifel und ständige Vergleiche sind ebenfalls kontraproduktiv. Natürlich gibt es attraktive Männer und Frauen auf diesem Planeten – aber ihr zwei habt euch nicht umsonst füreinander entschieden!

- **Loslassen hilft.** Die Maxime ergibt sich aus dem bisher Gesagten. Na klar ist es wichtig, über alte Verletzungen des anderen zu wissen, denn sonst kannst du damit schließlich nicht angemessen umgehen und die Verhaltensweisen deines Partners bleiben für dich ein Buch mit sieben Siegeln. Aber: Es ist mindestens ebenso wichtig, dass man alten Schmerz aufgibt! Schließlich kann dein neuer Partner nichts dafür und ist noch viel weniger Schuld – insofern wäre es wirklich ungerecht, wenn er darunter leiden müsste. Jeder Beziehungsstart ist doch ein Neuanfang, daher sollten alte Verletzungen hier nichts zu suchen haben. Denn es heißt zwar, dass z.B. alle Männer gleich wären, aber jeder weiß doch, dass das nicht zutrifft. Verallgemeinerungen stimmen nie und Klischees sollten nach Möglichkeit da bleiben, wo sie sich am meisten wohlfühlen: in einer Schublade. Nutze eine neue Beziehung auch zu einem innerlichen Neustart und lass alten Schmerz los.

- **Brüder im Geiste: Vertrauen und Verlässlichkeit.** Diese beiden Sachen sind nämlich tatsächlich wie die zwei Seiten einer Medaille – wenn ich jemandem voll und ganz vertraue, dann ist es nur logisch, dass ich mich auch komplett auf denjenigen verlasse. Und umgekehrt. Verlässlichkeit zeigt sich allerdings oftmals in kleinen, alltäglichen Dingen. Und das kann für den einen oder anderen schon mal etwas lästig werden. Eine typische Situation, die aber für einen Partner, der Probleme mit dem Vertrauen hat, zu einer echten Belastungsprobe werden kann: Deine „bessere Hälfte" hat Stein und Bein geschworen, heute Abend um 19 Uhr zu Hause zu sein – tja, und jetzt ist es schon 20:30 Uhr und du sitzt da und wartest immer noch. Die Zeit verrinnt zäh, es kommt kein Lebenszeichen. Weder ein kurzer Anruf „Schatz, ich komme später" noch eine WhatsApp Nachricht oder SMS. Die Minuten gehen quälend langsam rum und allmählich beginnen deine Gedanken Achterbahn zu fahren … Misstrauen wird am einfachsten durch Verlässlichkeit im Zaum gehalten – und zwar von beiden Partnern. Das bedeutet aber nicht, dass euch dadurch die persönliche Freiheit genommen werden soll! Kommt euch etwas dazwischen – mehr Arbeit oder noch ein kleiner Absacker mit Freunden oder Kollegen – dann ist es nur fair, dem anderen eine kurze Info zu geben, damit er sich keine Sorgen machen muss. Schließlich könnte ja auch etwas passiert sein.

- **Gruppenkuscheln!** Lernt Freunde und Familie des Partners kennen. Für viele ist genau das ein Gedanke, der ihnen spontan Kopfschmerzen bereitet. Ich soll meinem Partner oder meiner Partnerin meine Freunde vorstellen? Den dicken Olli, der immer rumläuft wie ein Honk … oder Clara, die so eine komische Lache hat an die man sich erst gewöhnen muss … Bitte nicht! Manchmal weiß man nämlich schon vorher, dass der Partner wenig mit dem eigenen Freundeskreis anfangen kann. Und man umgeht dann häufig mit Absicht ein Treffen, um solchen Kommentaren wie „Ich weiß gar nicht, was du an xy findest ..." vorzubeugen. Großer Fehler! Sind die Freunde bekannt, dann gibt es deutlich weniger Verdächtigungen. Und erst die Eltern ... So eine Art Antrittsbesuch womöglich? Derartige Szenarien stellen für so manchen Menschen den echten Super-GAU dar, weshalb sie mit Kräften versuchen, so etwas zu umgehen. Geht es dir oder deinem Partner ebenso? Unglücklicherweise wittern eifersüchtige Menschen nämlich genau dann gerne Mal eine böse Absicht dahinter: Mein Partner will da etwas vor mir verbergen! Dabei ist derjenige eigentlich nur unsicher und schämt sich womöglich sogar ein wenig. Dennoch kann dies Ausgangspunkt für heftige Debatten und andauernde Eifersüchteleien werden. Was tun? Lernt gegenseitig eure Freunde und eure Familien kennen. So weiß der Partner, von wem der andere gerade redet, wenn mal wieder über eine Freundin oder einen Freund oder eine Cousine gelacht wird. Da sind wilde Fantasien dann nämlich erstaunlich schnell erledigt. Denn mehr Wissen über den anderen bedeutet mehr Vertrauen.

- **Bitte nicht klammern!** Niemals! „If you love someone set them free" – empfahl Pop-Musik-Ikone Sting bereits in einem Welthit allen Liebenden. Tatsächlich sind persönliche Freiräume das A und O einer glücklichen Beziehung. Der Grund ist eigentlich banal: Denn wer sich seinen eigenen Interessen widmen kann, ohne dass der Partner klammert, der wird deutlich zufriedener sein und mehr Freude an der Beziehung haben. Denn dann macht das nach Hause kommen Spaß und man hat wieder Lust auf den anderen. Außerdem ist es einfach klasse, dem anderen von seinen Erlebnissen berichten zu können. Nichts ist trauriger als eine Beziehung, in der der

Gesprächsstoff ausgegangen ist und sich beide Partner nur noch anschweigen, weil sie sich rein gar nichts mehr zu erzählen haben. Wenn du damit so deine Problemchen haben solltest: Das ist die optimale Voraussetzung, um endlich selbst aktiv zu werden. Tu etwas, wovon du schon immer geträumt hast. Hast du Lust auf Sport oder Theater spielen? Such dir eine Möglichkeit. Möchtest du alte Freunde reaktivieren? Dann macht doch einen regelmäßigen Mädels- oder Jungsabend!

- **Respektiert die Privatsphäre!** Er oder sie geht kurz aus dem Raum, vielleicht auf die Toilette, vor euch liegt das entsperrte Handy des Liebsten herum und lockt euch: „Nimm mich, nimm mich!" ... Wie sieht es aus? Würdest du einen schnellen Blick riskieren? Klar ist die Verlockung groß, vor allem wenn man einen Partner hat, der eher weniger über sich selbst erzählt und nicht besonders offen ist. Aber mal im Ernst: Die Privatsphäre zu missachten ist ein absolutes No-Go, ein einhundertprozentiger Vertrauenskiller. Also bitte bloß nicht!

Manche Menschen nutzen sogar Dienstreisen des Partnes aus, um in die Wohnung zu gehen und diese zu durchstöbern. Dabei gab es den Schlüssel nur, falls etwas extrem Wichtiges sein sollte ... Und wenn der Partner zurückkommt, wird er wutentbrannt mit alten Tagebucheinträgen konfrontiert. Alles schon passiert. Die bessere Option: Wenn du etwas „Belastendes" auf dem Telefon des anderen vermutest, sprich ihn lieber direkt darauf an. Wer sich gegenseitig Vertrauen beweisen möchte, kann dann beispielsweise erlauben, dass der andere sich im eigenen Beisein Handynachrichten ansieht. Lasst euch dazu aber nicht zwingen, so ein Beschluss sollte unbedingt absolut ok für BEIDE Partner sein.

- **Bitte keine Spielchen!** Manche Menschen flirten gerne mit anderen, um den Partner oder die Partnerin bewusst ein wenig eifersüchtig zu machen. Andere unterstellen dem Partner wiederum grundlos, dass er untreu ist. Beides ist kein schöner Zug und sollte daher gar nicht erst in Erwägung gezogen werden. Freut euch lieber, dass ihr euch gefunden habt!

- **Ho, Brauner! – oder: Du hast Zeit und dein Partner ebenfalls.** Ganz im Ernst: Vertrauen muss man lernen – und das dauert eben auch seine Zeit. So etwas klappt nicht von heute auf morgen. Selbst wenn es in wissenschaftlichen Studien heißt, Vertrauen würde schon beim ersten Kennenlernen binnen 20 Sekunden da sein – oder eben nicht. Das sind Tests unter Laborbedingungen. Im Alltag ist Vertrauen in einer Beziehung das berühmt-berüchtigte kleine Pflänzchen, das sorgfältig gehegt und gepflegt werden muss, damit es heranwächst. Und ein Rückschlag kann bedeuten: ein Schritt vor – zwei Schritte zurück.

Also: Gib dir bzw. gebt euch Zeit! Es ist nicht so einfach, alte und festgefahrene Verhaltensmuster zu durchbrechen. Gegenseitige Ehrlichkeit und der tief empfundene Wunsch, Vertrauen zu lernen, sind der Schlüssel zum Erfolg. Vielleicht kennst du ja auch in deiner Familie oder im Freundeskreis eines dieser alten Ehepaare, die seit 30-40 Jahren zusammen sind, alles voneinander wissen und immer noch Hand in Hand gehen und sich zur Begrüßung und zum Abschied ein Küsschen geben. Ein Bild gegenseitigen Vertrauens. Meinst du, die beiden haben schon beim ersten Sturm aufgegeben?

4. Glückwunsch!

Spitze, du hast es geschafft! Du hast einmal das komplette 10-Schritte-Programm gegen Eifersucht durchlaufen. Das ist schon einmal eine super Leistung, die zeigt, dass du einen enormen Durchhaltewillen hast und es wirklich schaffen willst. Allein das verdient schon den allergrößten Respekt!

Und? Wie geht es dir jetzt?

Der eine oder andere wird sich nun sicher etwas erleichtert fühlen. Gerade wenn du bisher aufgrund deiner Eifersucht vielleicht angenommen hast, dass vor allem dein Partner die Hauptschuld an dem Gefühl trägt. Weil er sich immer mehr zurückzieht und immer weniger darüber erzählt, wenn er sich mit anderen getroffen hat. Oder weil du dir bislang immer absolut sicher warst, da ganz besondere, verschwörerische Blicke gesehen zu haben – auch wenn dein Partner das abgestritten hat.

Wie fühlen sich diese Gedanken jetzt an?

Mit dem Wissen, dass letztlich du mit deinen Erfahrungen und Ängsten das Zentrum der Eifersucht warst und alle Verhaltensweisen um dich herum durch diese Brille gesehen und beurteilt hast?

Eifersucht ist tatsächlich eine quälende Angelegenheit – aber stets für beide Partner. Denn während der eine nachts vielleicht wegen der kreisenden Gedanken unfähig ist zu schlafen, fühlt sich der andere zu Unrecht kontrolliert und in die Defensive gedrängt. Keine guten Voraussetzungen, um eine erfüllende Beziehung zu führen – und zwar über einen längeren Zeitraum.

Du weißt jetzt, dass Eifersucht letztendlich wie ein Gift ist, das das Vertrauen zerstört, und dadurch in den allermeisten Fällen einen schleichenden Tod der Beziehung herbeiführt. Doch mit dem Absolvieren des 10-Schritte-Programms hast du bewiesen, dass du dich dieser Emotion nicht kampflos unterwerfen wirst, sondern sie in den Griff bekommen willst.

Und du bist schon auf dem besten Wege dazu. Durch intensive Arbeit an dir selbst und an deinen Vorstellungen; durch eine Analyse deiner Eifersucht kennst du nun deine persönlichen „Schwachstellen". Du bist dir bewusst, welche Situationen für dich gefährlich sind und welche Aussagen oder Gesten bei dir eine Eifersuchtsattacke auslösen können. Somit bist du auch in der Lage, anders in solche Szenarien hineinzugehen oder sie, wenn es für dich erst einmal wichtig ist, zu vermeiden. Denn du kannst dir jetzt ausrechnen, welche Reaktionen zu erwarten sind – und damit hast du sie in der Hand. Du bist also wieder Chef in deinem Kopf geworden und kannst selbst entscheiden, wie du agierst und reagierst!

Außerdem bist du dir jetzt ebenfalls bewusst darüber, was dein Verhalten mit dem geliebten Menschen an deiner Seite macht, welche Emotionen und Bedürfnisse du durch dein eifersüchtiges Verhalten bei ihm auslöst. Und wer das begriffen hat, der geht anders mit dem Partner um. Denn wer einmal in den Schuhen eines anderen Menschen gelaufen ist, der weiß, wie es ihm wirklich geht – behauptet jedenfalls ein altes indianisches Sprichwort.

Doch das 10-Schritte-Programm hat dir sicherlich noch anderes vor Augen geführt: Wenn du dich nicht selbst liebst, achtest und wertschätzt – wie sollst du glauben können, dass dein Partner das tut?

Wenn sich dies im Laufe des Programms als deine Kernproblematik herausgestellt hat, dann solltest du alle verfügbaren Chancen nutzen, um zufriedener zu werden und die Liebe zu dir selbst zu stärken. Ein Element kann davon sein, dir ein eigenes Leben zu schaffen, Dinge zu tun, die gut für dich sind und sich gut und richtig anfühlen. Schaffe dir Freiräume, triff dich mit Freunden, geh aus, lerne neue Leute kennen, verreise, such dir ein schönes, erfüllendes Hobby, probiere Yoga; Meditation oder autogenes Training oder plane regelmäßig einen Wellnesstag ein oder – oder – oder … Was würde dir Freude machen? Wenn dein Leben erfüllter ist, dann wird das auch eure Beziehung entspannen.

Wenn du Verlustängste hast, weil du in einer früheren Beziehung leider schon einmal betrogen worden bist: Mach einen Neuanfang und versuche, die alten, schmerzhaften Erfahrungen hinter dir zu lassen. Ganz wichtig dabei: Vertrau dich deinem Partner an! Gemeinsame Gespräche in einer wertschätzenden Atmosphäre sind die Basis für Vertrauen – ohne das wiederum keine Beziehung auf Dauer funktionieren kann. Versuch es mit einem „Vertrauensvorschuss". Nicht alle Menschen sind schlecht und wollen dir wehtun. Dein Partner hat sich sicher nicht in dich verliebt, um dir zu schaden. Mach dir das klar und genieße das Gefühl, von jemand anders geliebt zu werden – weil du du bist.

Und mal ganz im Ernst: Wenn dich dein Partner wirklich nicht genügend wertschätzen sollte und dich hintergeht – dann ist er es nicht wert. In dem Fall darfst – nein, musst du selbst agieren und eine anstrengende, frustrierende Beziehung beenden. Es ist nicht so, dass du abwarten müsstest, bis der andere dich verlässt. Du hast ebenso das Recht dazu – und daran solltest du immer denken. Denn wer sich nicht mehr ausgeliefert fühlt und vom Wohl und Wehe eines anderen Menschen abzuhängen glaubt, der wird sich prompt freier fühlen.

Zum Abschluss noch ein Hinweis: Hast du trotz aller Bemühungen und intensiver Arbeit an dir den Eindruck, dass du irgendwie noch immer „festsitzt"? Und leidest du weiterhin sehr stark unter deiner Eifersucht? Dann solltest du überlegen, ob nicht möglicherweise eine Therapie oder ein Coaching bei einem spezialisierten Trainer sinnvoll wäre. Ab einer mittelschweren Eifersucht und hohem Leidensdruck kann dies durchaus der richtige Schritt sein.

5. Alles auf Anfang: so bewältigst du typische Eifersuchtsfallen

So, jetzt hast du jede Menge über dich selbst und deine Eifersucht erfahren sowie über die Hintergründe dieser Emotion. Nun ist es an der Zeit, ins Tun zu kommen. Vielleicht hast du ja schon selbst in deinem Alltag die ersten Erfahrungen sammeln können? Wie ist es dir dabei ergangen? Wann klappt es schon ganz gut, wann ist noch Luft nach oben? Gibt es vielleicht Situationen, bei denen du immer wieder in die gleiche Falle tappst?

Keine Sorge, so etwas ist ganz normal. Denn zwischen wissen und verstehen sowie der Anwendung in der Praxis bestehen vielfach Welten. Daher sollen in diesem Kapitel die häufigsten Eifersuchtsprobleme einmal aufgegriffen und Lösungsansätze dafür angeboten werden, damit du das nächste Mal dein eigenes Verhalten besser kontrollieren und deine Eifersuchtsmomente effektiv zähmen kannst.

Wenn es um typische Eifersuchtsmomente geht, dann hat meist jeder sofort ein Bild im Kopf. Vermutlich dreht es sich um den letzten größeren Krach oder eine Situation, in der man besonders tief verletzt wurde. Ob es nun um das klassische Haar auf dem Pullover, einen Damenslip auf dem Autorücksitz oder einen komischen Anruf geht, die dahinterliegenden Gründe, weshalb Eifersucht wirklich entsteht, sind bekannt und erforscht. Im Einzelnen dreht es sich dabei um:

- Beziehungserhalt (Verlustangst)

- Einzigartigkeit (Exklusivität der Beziehung)

- Zuwendung (fehlende Aufmerksamkeit)

- Selbstwert (geringes Selbstvertrauen)

- Gebrauchtwerden (der Partner holt sich anderswo Unterstützung)

- Sozialwert (ich definiere mich über meinen Partner oder den Status als liierte Person)

- Neid (ich beneide einen Kollegen um seinen Erfolg)

- Macht (Kontrolle über den Partner ausüben)

Diese Aspekte wiederum können sich in unterschiedlichen Situationen offenbaren – dies ändert aber nichts an der eigentlichen Thematik. Anhand einiger typischer Situationen und Konstellationen werden Lösungsoptionen aufgezeigt.

1. **Dein Partner geht alleine feiern.** Wenn diese Situation keine Spaßbremse ist, was dann sonst? Du sitzt alleine zu Hause und er hat einen tollen Abend – ohne dich. Je länger es dauert, desto wütender wirst du. Am Ende bist du stocksauer und es gibt zwei Möglichkeiten: Du gehst schon ins Bett, soll dein Partner doch bleiben, wo der Pfeffer wächst! Oder du bleibst auf, deine miese Laune steigt weiter und du malst dir in schillernden Farben aus, was du sagen wirst, wenn er heimkommt. Auf jeden Fall gibt es eine gehörige Standpauke, beschließt du irgendwann – weil es gemein ist, dich so zu quälen und im Ungewissen zu lassen. Oder, nein, noch besser: Du wirst gar nichts sagen! Du schweigst deinen Partner als Bestrafung einfach tot, denn nichts ist gemeiner, als einen anderen Menschen zu ignorieren. Schließlich weißt du, dass dein Partner das ganz und gar nicht aushalten kann, wenn du einfach kein Wort mehr sagst … Und nach diesen ganzen Qualen, die du gerade durchleidest, ist das doch nur eine ganz schwache Wiedergutmachung. Dein Partner soll auch mal merken, wie sich das anfühlt!

Hast du so oder so ähnlich ebenfalls schon mal gefühlt und gehandelt? Und hast dich dabei so richtig schlecht gefühlt und gelitten wie ein Hund? Weil du schlicht Angst hattest, dass dein Partner jemand anderen kennenlernt? Oder fehlte dir seine Zuwendung? Vielleicht schwang sogar eine Prise Neid mit hinein, weil er Spaß hatte und du einen langweiligen Abend vor dem Fernseher verbringen musstest. Was auch immer du gefühlt und gedacht hast: Es war mies. Welche Möglichkeiten hättest du gehabt, um nicht so in die Abwärtsspirale hineinzurutschen? Zuallererst: Bleib im Hier und Jetzt. Analysiere die Situation gründlich anhand des 10-Schritte-Programms. Wurdest du an etwas anderes erinnert? Welche Emotionen sind in dir hochgekommen? Prüfe deine Gedanken auf Rationalität hin und suche nach Beweisen für oder gegen deine Befürchtungen. Was kommt unter dem Strich heraus bei dieser Gegenüberstellung? Überlege auch, wie sich deine Verhaltensweisen für deinen Partner anfühlen würden: Er verbringt einen netten Abend mit Freunden, die er lange nicht gesehen hat. Im Anschluss kommt er in bester Laune nach Hause und freut sich schon darauf, dich zu sehen und dir davon zu erzählen. Deine ungerechtfertigte schlechte Laune und die Vorwürfe werden ihn extrem verletzen. Wie würde es sich für dich anfühlen, wenn dich dein Partner nach einem schönen Abend so begrüßen würde? Fazit: Stets fair bleiben, sei im Hier und Jetzt. Das klappt am besten durch eine ruhige, rationale Analyse der Situation. Als Alternative könntest du deinen Partner doch mal fragen, ob er nicht Lust hat, dich beim nächsten Treffen mitzunehmen. Andererseits könntest du dich aber auch selber mit Freunden treffen und ebenfalls endlich mal wieder richtig „einen draufmachen". Das wäre doch eine gute Option, oder?

2. **Dein Lieblingsmensch trifft sich mit Arbeitskollegen**.
Angeblich rein freundschaftlich … und schon kocht es in dir.
Du sitzt da und dein negatives Gedankenkarussell nimmt Runde
um Runde immer mehr Fahrt auf. Bestimmt läuft da doch schon
längst was! Mit dem Kollegen, von dem dein Partner immer so
viel erzählt, weil der so clever und charmant ist und immer tolle
Lösungen parat hat. Und der so gut aussieht in seinen
Markenklamotten. Natürlich verdient er auch richtig viel Geld
… Oder der Chef schmeißt sich an deinen Partner ran, dieser
Schmierlappen! Bestimmt betatscht der Vorgesetzte deinen
Partner gerade und hat seine verschwitzte Hand sonst wo …
Auch dieses Szenario ist häufig anzutreffen – strenggenommen
handelt es sich aber um eine Variante des ersten Punktes. Das
Ganze gewinnt nur noch dadurch einen neuen Aspekt hinzu,
weil es sich um Menschen aus dem Arbeitsumfeld handelt, auf
das du keinen Zugriff hast. Hier sind Partner häufig nicht
erwünscht, zudem geht es bei den Gesprächsrunden meist um
die Arbeit in allen nur erdenklichen Aspekten – vom
Kantinenessen bis zum nächsten Meeting. Da verbessert dein
Dabeisein deine Stimmung auch nicht sonderlich. Insofern ist
hier Vertrauen gefordert. Und eine gründliche Analyse, ob
Eifersucht wirklich nötig ist. Denn nur weil ein Kollege für seine
Cleverness geschätzt wird, heißt das noch lange nicht, dass
weiteres Interesse an seiner Person besteht.

3. **Oh Schreck! Die Wahrheit über den besten Freund**.
Angeblich können Männer und Frauen keine Freunde sein,
jedenfalls besagt das eine weitverbreitete Meinung, die im Film
„Harry & Sally" auf amüsante Weise portraitiert wird. Denn es
würde stets die Sexualität dazwischenfunken. Was für die einen
ein überholtes Klischee ist, ist für dich leider ein echtes
emotionales Problem – denn dein Partner hat eine beste Freundin

bzw. deine Partnerin einen besten Freund. Mit so einer Konstellation sind sicher viele Leute erst einmal überfordert, insofern bist du in bester Gesellschaft. Aber bei Licht betrachtet, handelt es sich doch in erster Linie um ein Klischee – außerdem versichert dir dein Partner immer wieder, dass da rein gar nichts ist. Was du jetzt tun solltest ist: Ruhe bewahren. Und schenke deinem Partner dein Vertrauen – so wie du es im Gegenzug ja auch erwarten würdest. Ist doch egal, was die anderen Leute sagen! Nimmt das Ganze jedoch Formen an, also wenn er sich ständig mit potenziellen „Geschlechtspartnern" trifft oder womöglich Wildfremde im Café anspricht, dann solltest du die Reißleine ziehen und ihn ansprechen. Denn dann ist es durchaus normal, Eifersucht zu empfinden. Achte aber darauf, dass das Gespräch von einer Haltung gegenseitiger Wertschätzung getragen wird. Also keine Angriffe und keine Unterstellungen – auch wenn das manchmal verflixt schwerfällt! Am besten ist es außerdem, wenn du bei dir bleibst, d.h. in der Ich-Form sprichst. Also deinem Lieblingsmenschen erklärst, wie DU dich damit fühlst. So vermeidest du unsachliche Vorwürfe. Grundsätzlich solltest du aber immer zuerst checken, ob deine Eifersucht wirklich berechtigt ist. Denn misstrauisch zu reagieren, weil dein Partner im Büro neben einer attraktiven Person sitzt oder in der U-Bahn – das würde definitiv zu weit gehen und könnte ein Indiz für eine krankhafte Eifersucht sein. Also bitte: immer selbstkritisch bleiben.

4. **Das Prachtexemplar!** Du kannst dein Glück kaum fassen, weil ausgerechnet du die Person abbekommen hast, auf die alle anderen auch aus waren? Clever, witzig, groß, schlank, gutaussehend … Du könntest eigentlich die ganze Zeit nur dasitzen, deinen Partner anschauen und dabei vor Verwunderung den Kopf schütteln. Wie hast du es eigentlich geschafft, dieses

Prachtstück für dich zu begeistern? Das Leben kann so unfassbar schön sein! Wenn da nur nicht … In der Regel ist es nämlich eine zweischneidige Sache, wenn man einen echten Womanizer ergattern konnte oder eine Traumfrau. Natürlich ist es ein tolles Gefühl, dass ausgerechnet man selbst so jemanden abbekommen hat. Allerdings stellt sich vielfach auch schnell eine gewisse Genervtheit ein, denn nur weil dieses Prachtexemplar sich für dich entschieden hat, heißt das noch lange nicht, dass andere nicht versuchen, es dir auszuspannen. Und schon geht das Spießrutenlaufen los. Denn solche besonders attraktiven oder charmanten Menschen sind immer wieder Annäherungsversuchen ausgesetzt – teilweise sogar, während du dabeistehst. Manche Leute kennen da keine Verwandten. Deine Eifersucht, die vielleicht bis hierhin noch im Rahmen war und sich noch recht entspannt zurückgehalten hat, wird spätestens aber dann aktiv werden, wenn die nächste Stufe gezündet wird. Wenn das Prachtexemplar diese ganzen lästigen Annäherungsversuche nicht direkt mit aller Deutlichkeit abwehrt und zurückweist, sondern sie womöglich sogar zulässt. Und am Ende vielleicht auch noch Spaß daran hat, Bussis und Umarmungen einzuheimsen. Da kocht dann meist das Blut in den Adern des ehemals so unendlich stolzen Partners … Was kannst du tun, damit das Ganze nicht überhandnimmt und du wieder einen Eifersuchtsausbruch fürchten musst? Zuallererst: reden. Natürlich gilt selbst in solchen Fällen grundsätzlich erst einmal die Unschuldsvermutung. Und nur weil das Prachtexemplar sich wie jeder andere Mensch über Aufmerksamkeit freut, heißt das noch lange nicht, dass da Abwanderungsgedanken im Raum stehen. Deshalb ist es am besten, wenn du die Karten auf den Tisch legst und einmal erklärst, wie sich das alles für dich anfühlt. Dass dich das

Verhalten durchaus verletzt und trifft, auch wenn es sicherlich nicht böse gemeint ist. Reicht das noch nicht aus, so kannst du bei nächstpassender Gelegenheit ja ruhig mal ein Zeichen setzen. Wenn wieder ein aufdringlicher Verehrer oder eine Verehrerin sich nähert, dann schmiegst du dich einfach mal ganz eng an deinen Partner, schaust diesem tief in die Augen, dann folgt ein inniger Kuss auf die Lippen (bitte unbedingt ein verliebtes, schmelzendes Lächeln einbauen) und jetzt verkündest du so, dass es alle hören können, wie unfassbar glücklich ihr beide doch seid. Wenn die Verehrer dann ihr Heil in der Flucht suchen, hast du es genau richtig gemacht!

5. **Die Ex.** Es gibt zwei Lager von Menschen: Die einen, die nach einer Trennung den Ex-Partner meiden wie der Teufel das Weihwasser und am liebsten nie wieder auch nur ein Wort über ihn oder sie hören würden. Andere wiederum, und diese sind glücklicherweise eher selten anzutreffen, schaffen es tatsächlich, sich in Freundschaft zu trennen oder sich im Nachgang wieder zusammenzuraufen und fortan eine enge Freundschaft zu pflegen. Logischerweise sind diese Verhaltensweisen von jemandem aus der anderen Gruppe meist nur schwer nachzuvollziehen. Da ist Eifersucht eigentlich vorprogrammiert. Wenn dein Partner ständig mit dem Ex zusammen ist und dir erklärt, dass sie die engsten Vertrauten und besten Freunde inzwischen sind – erstmal tief durchatmen. Ganz tief! Dass sich so etwas seltsam anfühlt und Kraft kosten wird, ist normal. Zuerst solltest du wieder deinen Verstand anschalten und genau in dich hineinhorchen, was dein Bauchgefühl zu dieser Situation sagt. Wie fühlt es sich für dich an, wenn du die beiden erlebst? Bist du „einfach nur so" eifersüchtig, weil die beiden einmal ein Paar waren und eine gemeinsame Vergangenheit haben? Dann solltest du dich besser zurückhalten und beobachten. Frage

deinen geliebten Partner ruhig einmal, warum immer noch ein Kontakt besteht und ob da noch Gefühle sind. Kann dein Lieblingsmensch alles plausibel erklären, dann solltest du ihm erst einmal vertrauen. Anders ist die Lage jedoch, wenn du irgendwie das Gefühl hast, dass da zwischen den beiden doch noch mehr ist als nur Freundschaft. Eifersüchtige Menschen sind exzellente Beobachter und haben feine Antennen für so etwas. Merkst du also gewisse Schwingungen, dann sprich deinen Partner an. Selbst wenn dieser tatsächlich kein Interesse mehr hat und dich wirklich liebt – die Gefühle des Ex-Partners können ganz anders aussehen. Vielleicht ist da ja doch noch immer Interesse? Und vielleicht werden da bereits geheime Fäden gezogen, um dir den geliebten Menschen wieder auszuspannen. In so einem Fall solltest du ganz deutlich verlangen, dass dein Partner eine Entscheidung trifft – entweder pro oder contra.

6. **Ein Flirt.** Manchmal ist man einfach zur richtigen Zeit am richtigen Ort – oder zur falschen Zeit. Je nachdem, wen man fragt. Hast du deinen Partner inflagranti ertappt, wie er einer anderen Person schöne Augen gemacht hat? Als du mit ein paar Bekannten nach dem Kino noch einen kleinen Absacker trinken gehen wolltest, hast du deinen Lieblingsmenschen auf einmal gesehen. Er saß mit einer attraktiven Person eng beieinander (allerdings ohne sich zu berühren), ganz ins Gespräch vertieft. Beide haben getuschelt und gelacht und sich auf diese ganz besondere Art angesehen … Dieser Anblick war für dich wie ein Schlag in die Magengrube. Am liebsten wärst du direkt hingelaufen und hättest deinem Partner eine Szene gemacht. Wie in einem alten Hollywood-Schinken. Vor allen Leuten und nach allen Regeln der Kunst! Tatsächlich ist eine direkte Konfrontation in so einem Fall eigentlich absolut angebracht – aber vermeide

einen großen Auftritt mit Publikum. Allerdings solltest du auch schnell reagieren, damit du nicht zu lange das üble, quälende Gefühl in deinem Bauch ertragen musst. Eine Option ist es beispielsweise, deinen Partner direkt anzurufen und um ein Gespräch zu bitten – und zwar sofort. Sagt er dann offensichtlich die Unwahrheit, solltest du für dich entscheiden, wie du weiter verfährst. Als grobe Richtlinie: Klingt seine Version der Geschichte plausibel, könntest du noch einmal Gnade vor Recht ergehen lassen und um die Beziehung kämpfen. Ansonsten ist die Frage, ob dieser Flirt für dich nicht bereits das K.O.-Kriterium für eure Beziehung ist. Immerhin handelt es sich um einen ausgewachsenen Vertrauensmissbrauch. Bei Lügen solltest du deinen Partner am besten gehen lassen, das musst du dir nicht antun.

7. **Der Seitenspringer.** Klar, wenn du schon weißt, dass dein Partner in einer vorherigen Beziehung bereits fremdgegangen ist – einmal oder sogar mehrmals – dann ist man innerlich natürlich auf der Hut. Da werden dann manche Situationen, Worte und Handlungen von vornherein anders bewertet und erscheinen schnell in einem ganz anderen Licht. Tatsächlich aber solltest du zunächst auch hier wieder mit kühlem Kopf die Fakten checken und den Partner gegebenenfalls fragen, wie das damals mit dem Seitensprung war. Denn manchmal ergibt sich so etwas, weil die Beziehung vielleicht bereits zerrüttet und sowieso nicht mehr zu retten war. Dann wäre grundloser Generalverdacht sicherlich nicht angemessen. Aber auch hier ist wieder die Plausibilität entscheidend: Klingt es logisch und vernünftig, was dir dein Partner erzählt? Sinnvoll ist es ebenfalls, gemeinsam zu überlegen, wie eine solche Situation künftig ausgeschlossen werden kann. Vielleicht einigst du dich mit deinem Partner auf verbindliche Regeln in Bezug auf Treue und Ehrlichkeit, die strikt einzuhalten

sind. Quasi wie eine Art kleiner „Beziehungsvertrag". Kritischer ist die Sachlage, wenn du von deinem Partner tatsächlich und nachweislich betrogen worden bist. Überlege dir gut, ob du weitermachen möchtest. Wenn ja, dann solltet ihr gemeinsam einen echten Neuanfang machen, denn ansonsten werden dich bzw. euch die ständigen Vorhaltungen sowieso auf längere Sicht zermürben und auseinandertreiben. Von daher sind auch hier klare und eindeutige Regeln eine wichtige und sinnvolle Maßnahme gegen Verletzungen. Übrigens: Wenn du nach so einer Angelegenheit eifersüchtig reagieren solltest, dann muss dein Partner damit klarkommen. Denn das ist nach so einem Vertrauensbruch durchaus normal und verständlich!

8. **Dein Partner triggert deine Eifersucht mit Absicht.** Manchmal kann es wirklich ganz amüsant sein, den anderen ein kleines bisschen eifersüchtig zu machen. Schließlich fühlt es sich ja auch mal ganz gut an zu erleben, dass dem Partner wirklich etwas an einem liegt. Nicht mehr ok ist es jedoch, wenn der Partner das immer wieder mal macht und so mit deinen Gefühlen spielt. Was ist zu tun? Rede mit deinem Partner! Und sage ausdrücklich, dass das nicht in Ordnung ist. Es ist gemein und kindisch, so etwas zu machen und mit den Emotionen eines anderen Menschen zu spielen. Vor allem wenn es sich um so ein übles Gefühl wie Eifersucht handelt, denn Betroffene leiden richtig und sind zutiefst verletzt. Wer sich einen Spaß daraus macht, ist wirklich ein Drecksack. (Pardon, aber das musste jetzt mal raus!)

Hast du Tipps für deine typischen Eifersuchtssituationen gefunden? Wie du siehst, ist das Analysieren der Momente und Handlungsweisen stets extrem entscheidend, denn dies ist die Basis für eine adäquate Reaktion und das Verhindern übler Szenen. Um zu klären, ob Eifersucht in einem speziellen Kontext angemessen ist oder nicht, solltest du stets mit dem Partner sprechen. Da Vertrauen die Basis für eine intakte Beziehung darstellt, ist es eigentlich selbstverständlich, dass er die Gelegenheit bekommt, sich zu äußern. Dabei sollte der von Eifersucht Betroffene allerdings auch wirklich zuhören und die Erklärungen gründlich und möglichst aus einer neutralen Haltung heraus auf Plausibilität hin prüfen. Zu impulsives Verhalten wird in jedem Fall mehr schaden als nützen.

Was auch immer passiert: Deine Eifersucht zeigt vor allem, wie hilflos und machtlos du dich letztlich fühlst – eine Rechtfertigung für diese Emotion kann das jedoch nicht sein. Denn in erster Linie ist sie ein Indiz dafür, dass du dich auf dich selbst besinnen und dein Leben in die eigene Hand nehmen solltest.

Unbegründete Eifersucht verrät nämlich ein klares Problem deinerseits, denn offenbar bist du nicht in der Lage, deinem Partner genügend zu vertrauen. Und Vertrauen ist nun einmal die Basis einer glücklichen Beziehung.

Gibt es jedoch einen echten Anlass für die Eifersucht, also ist sie begründet, so ist dies wiederum ein Zeichen, dass etwas in der Beziehung schiefläuft und dringend daran gearbeitet werden sollte – jedenfalls wenn beiden Partnern noch etwas daran liegt. Andernfalls solltest du überlegen, ob es nicht mehr Sinn macht, die Beziehung zu beenden. Gerade wenn du von deinem Partner betrogen wirst, solltest du dich nicht mit der Opferrolle arrangieren, sondern lieber konsequent einen Schlussstrich ziehen. Gänzlich falsch wäre es sogar, wenn du versuchst, dich am Betrüger zu rächen oder ihm ebenfalls Schmerzen zufügst.

Wage vielmehr den Schritt und übernimm die Verantwortung für dein eigenes Glück!

6. Fazit

So, nun sind wir endlich am Ende des 10–Schritte-Programms gegen die Eifersucht angekommen. Schön, dass du durchgehalten hast.

Wie fühlst du dich nun?

Hat sich etwas in dir oder an deinem Verhalten verändert?

Mit Sicherheit bist du durch das Absolvieren des Programms innerlich gewachsen und bist auf dem besten Weg, deine Eifersucht beherrschen zu können, und bist ihr nicht länger hilflos ausgeliefert. Das ist doch ein gutes Gefühl, oder? Schließlich ist es nicht besonders lustig, wenn diese Emotion mit aller Gewalt über dir zusammenschlägt und du unter dem ganzen Gedankenwirrwarr leidest, der dann in deinem Hirn wütet und mit dir macht, was er will.

Inzwischen hast du aber verstanden, dass du dir die Eifersucht nicht willentlich ausgesucht hast. Was wiederum eine deutliche Entlastung darstellt. Denn besonders diese Emotion ist das Ergebnis von Geschehnissen und Empfindungen in deiner Vergangenheit. Ein Großteil davon beruht sogar auf Gefühlen, mit denen du als kleines Kind konfrontiert wurdest. Mit solchen „Altlasten" hast du dich bislang durch dein Leben gekämpft – jetzt hast du durch das Durchlaufen dieses Programms die Chance, dies zurückzulassen und in eine unbeschwertere Zukunft zu starten. Du verfügst jetzt über die nötige Einsicht, um fortan selbst zu entscheiden, wer du sein möchtest und wie du reagieren willst. Außerdem bist du nun in der Lage zu bestimmen, ob du deinem Partner gegenüber echtes Vertrauen zulässt und so den Weg zu einer langjährigen, glücklichen, für beide Partner erfüllenden Beziehung ebnest.

Stellst du jedoch noch immer fest, dass du bei winzigsten Anzeichen nach wie vor eigentlich unangebracht heftig reagierst – etwa wenn sich dein Partner im Bus neben eine anziehende Person setzt – dann solltest du dir überlegen, ob nicht weitere Schritte sinnvoll sind. Denn dann kann es an der Zeit sein, dass du dir professionelle Unterstützung suchst. Eifersucht kann ins Krankhafte umschlagen und dein Leben stark einschränken. Hast du das ungute Gefühl, dass du daran leidest, so kannst du mithilfe der folgenden Fragen einschätzen, ob dir ein Gespräch mit einem Therapeuten oder einem spezialisierten Coach vielleicht die nötige Entlastung bringen könnte.

- Sehe ich die Eifersucht als Zeichen der Liebe?

- Leidet mein Partner unter meinem Misstrauen? Leide ich unter meinem Misstrauen?

- Belastet die Eifersucht schon meinen Alltag?

- Was steckt hinter diesem Gefühl? Liegt dem Ganzen vielleicht eine andere Problematik zugrunde (z.B. Selbstwertproblematik, Depressionen)

- Glaube ich meinem Partner, wenn er mir plausible Gründe liefert? Empfinde ich seine Gründe generell nicht als plausibel?

Je mehr Punkten du zugestimmt hast, desto dringender solltest du weitere Schritte ergreifen.

Entscheidend bei Eifersucht in einer Partnerschaft ist eine offene und ehrliche Kommunikation zwischen den Beteiligten. Jeder sollte seine Gedanken, Gefühle, Wünsche und Bedürfnisse frei äußern können und sich darüber austauschen. Optimal ist es, wenn im Rahmen solcher Gespräche die konkreten Gründe für das Misstrauen herausgearbeitet bzw. dem Partner offenbart werden. So entsteht eine Grundlage für einen rücksichtsvollen Umgang miteinander und zugleich wird gegenseitiges Vertrauen sichergestellt. Denn wenn man so viel über den anderen weiß, rückt man sich in einer Partnerschaft direkt näher und erhält so eine enge, innige Gemeinsamkeit. Natürlich kann so etwas nur funktionieren, wenn beide Partner bereit sind, aufeinander zuzugehen und Verständnis für den anderen zu haben. Ohne ein Mindestmaß an Empathie wird es dem einen Partner nicht möglich sein, sich dem anderen gegenüber zu öffnen – denn ansonsten lauern erneute Verletzungen, die womöglich künftig wieder und wieder in einem Streit enden werden.

Ist es jedoch nicht möglich, solche offenen Gespräche zu führen oder verlaufen sie ergebnislos, so kann das ein Indiz dafür sein, dass der unter Eifersucht leidende Part unter einer krankhaften Form dieser Emotion leidet. In diesem Fall sollte schnellstmöglich Hilfe gesucht werden.

Zum Schluss noch ein paar Worte über die Situation des Partners: Ja, mit einem eifersüchtigen Menschen zusammen zu sein, kann teilweise in eine Hölle auf Erden ausarten. Was am Anfang vielleicht sogar noch recht charmant wirkt, nämlich das Bedürfnis ständig beim Partner zu sein und möglichst alles gemeinsam zu erleben, das erweist sich später als echte Belastung. Die ungerechtfertigten Vorwürfe zermürben einen nach und nach und allmählich werden Strategien entwickelt, um sie zu vermeiden: Das ist der Punkt, wo der Partner sein Leben auf die Eifersucht einstellt – und damit den größten Fehler begeht. Um Streit und Vorwürfen, schnippischen Kommentaren oder beleidigten Blicken aus dem Wege zu gehen, vermeidet man es zunehmend, sich mit den eigenen Freunden zu treffen oder den Hobbys nachzugehen. Um des lieben Frieden willens kommen dann irgendwann nur noch Unternehmungen infrage, bei denen der Eifersüchtige dabei sein kann. Wobei auch das keine Garantie dafür ist, dass der Abend harmonisch und entspannt verläuft. Schließlich kann die Eifersucht schon durch einen kurzen Seitenblick oder eine unbedachte Geste geweckt werden … Wer seine eigenen Bedürfnisse deshalb nachhaltig einschränkt und seine Freiheit beschneidet, der geht jedoch den falschen Weg – auch wenn die Taktik zunächst durchaus nachvollziehbar ist. Sich ständig rechtfertigen zu müssen ist eine immense Belastung – mit gesundheitlichen Konsequenzen. So gerät der Partner nämlich unter Dauerstress, der auf längere Sicht sogar körperliche Auswirkungen haben kann. Ist es so weit gekommen, dann liegt auch keine Eifersucht mehr vor – das geht dann bereits in den Bereich des Beziehungsmissbrauchs. Jetzt schlägt die Situation nämlich komplett um und es geht nur noch darum, dass der Eifersüchtige Macht über einen anderen Menschen ausübt.

Wie sollte der Partner nun reagieren? Ein absolutes No-Go ist ganz klar, wenn der Partner auf die ständig lauernden Kontrollversuche des Eifersüchtigen eingeht. Denn er wird sich so bestätigt fühlen und keine Anstrengungen mehr unternehmen, seine Eifersucht in den Griff zu bekommen. Also bitte das eigene Leben weiter fortführen!

Ergänzend ist verlässliches Verhalten sinnvoll. Auch wenn vielleicht die Versuchung groß ist, vor allem wenn man sich in so einer engen, überwachenden Beziehung befindet: Flirts sollten tabu sein, stattdessen ist Treue das A und O. Wer außerdem dafür sorgt, dass sich der eifersüchtige Mensch wertgeschätzt und anerkannt fühlt, der hat ebenfalls gute Karten. Ein kleiner Liebesbrief, ein paar nette Komplimente oder derartiges und schon wird sich die eifersüchtige Person deutlich entspannen und insgesamt zugänglicher werden.

Ein weiteres überdenkenswertes „Zugeständnis" ist, einfach mehr von sich preis zu geben, als man müsste. Dies stärkt wiederum das Vertrauen und der unter Eifersucht Leidende fühlt sich nicht so ausgegrenzt und auf Distanz gehalten. Das nimmt ihm wiederum den Wind aus den Segeln, denn offenbar wird hier tatsächlich nichts verheimlicht. Dies entzerrt die gesamte Situation ebenfalls.

In eine ähnliche Kerbe schlägt der wichtige Hinweis, dem Eifersüchtigen nichts zu verheimlichen – das macht auch gar keinen

Sinn, denn mit seinen feinen Antennen bekommt er das sowieso früher oder später heraus. Schließlich lassen sich Smartphone, Tablet und Laptop sowieso ganz leicht knacken und auch Passwörter von Facebook oder Messenger-Anwendungen sind herauszubekommen, wenn man es nur energisch genug versucht. Besser ist es, einfach die Dinge offen zu legen und zu kommunizieren.

Wenn all das nichts mehr nützt, dann landet man wieder bei Plan B: Der Partner sollte dem Eifersüchtigen die Pistole auf die Brust setzen sowie klar und bestimmt fordern, dass dieser sich Hilfe sucht. Denn so kann es nicht weitergehen.

Insofern stellt es für einen stark eifersüchtigen Menschen ein äußerst wichtiges Warnsignal dar, wenn der Partner so stark unter der Situation leidet, dass er zu solchen Mitteln greift. Hierbei handelt es sich nämlich um einen letzten verzweifelten Versuch, die Beziehung noch einmal zu retten. Und ganz klar: Wenn einer der Partner derart stark leidet, dann sind geeignete Schritte zu ergreifen.

Einen guten Start hast du jedenfalls bereits mit diesem 10-Schritte-Programm gemacht! Zudem beweist deine Initiative, dass es dir wirklich ernst damit ist, etwas an deiner Eifersucht ändern zu wollen. Das ist sehr gut so!

Zu guter Letzt möchte ich dir daher noch einen ultimativen Tipp an die Hand geben, mit dem du ein wenig besser und effektiver gegen deine Eifersucht angehen kannst. Es ist eine kleine Visualisierungsübung, die aus dem Mentaltraining kommt und da beispielsweise ein gutes Werkzeug ist, um Ängste zu bekämpfen. Da speziell ja die Verlustangst eine wesentliche Komponente der Eifersucht darstellt, kann dir die Übung sicher beste Dienste leisten, um vorhandene Ängste hinter dir zu lassen und stattdessen wieder deinen Blick dafür zu öffnen, was du dir eigentlich für dein Leben erhoffst.

Wir starten direkt durch.

Die Übung nennt sich – etwas sperrig, – Ent-Katastrophisieren (engl. De-catastophizing). Und genau darum geht es: übersteigerte und nicht mehr angemessene Befürchtungen zu reduzieren. Am besten ist es hierfür wieder, wenn du dir einen ruhigen Ort suchst, wo dich die nächste Zeit keiner stören wird. Komm erst einmal einen Moment zur Ruhe. Wenn du spürst, dass deine Atmung tiefer wird und sich deine Muskulatur entspannt, dann ist es Zeit anzufangen. Vielleicht möchtest du dabei deine Augen schließen, das ist in Ordnung. Stell dir nun einmal ganz intensiv vor, was du am allermeisten befürchtest, wenn du eifersüchtig reagierst ... Was ist das wirklich absolut Furchtbarste, was dir dann passieren kann? Dass dein Partner mit gepacktem Koffer vor der Tür steht und dich anschreit? Dass du ihn mit jemandem im Ehebett ertappst? Tauche tief ein in das Bild, stelle es dir wieder mit allen Sinnen vor, leide ruhig so richtig mit. Wenn du die Szene verinnerlicht hast, dann solltest du dir vorstellen, was das Aller-Allertollste ist, was in so einer für dich schlimmen Situation passieren könnte ... Vielleicht ist alles nur ein Missverständnis und ihr liegt euch in den Armen, haltet euch ganz fest und am nächsten Tag heiratet ihr mit allen Schikanen und lebt von nun an glücklich bis ans Ende eurer Tage. Eine schöne Vorstellung, die einem direkt ein Lächeln ins Gesicht zaubert, oder? Genieße diesen Moment!

So, und jetzt kommt Trainingsschritt Nummer drei: Jetzt stell dir bitte vor, was am wahrscheinlichsten passiert, wenn du dich wegen deiner Eifersucht mal wieder mit deinem Partner in die Haare bekommst ... Wird dein Lieblingsmensch direkt fremdgehen oder dich verlassen? Sicher nicht. Aber auch das mit der Heirat ist vermutlich ebenfalls wenig wahrscheinlich. Was passiert nach Abzug aller deiner Befürchtungen und Wünsche? Vermutlich werdet ihr euch ein wenig streiten, seid beide etwas genervt.

Vielleicht fließen auch ein paar Tränen. Aber am Ende rafft ihr euch vermutlich wieder zusammen und gelobt euch gegenseitig Besserung. Natürlich inklusive einer schönen Versöhnungsumarmung.

Halte genau dieses Bild fest! Denn es ist wichtig, sich immer auf die wahrscheinlichste Variante zu konzentrieren! Das ist die Realität – und die ist meist deutlich weniger beängstigend als jedes Schreckensbild, das du dir ausmalen kannst.

Wenn du die Übung noch ein wenig intensiver nutzen möchtest, dann kannst du beispielsweise das negative Bild nehmen und noch einmal darin eintauchen. Am Höhepunkt stell dir vor, wie du gedanklich mit einem dicken, roten Kreuz die Szene durchstreichst – DAS willst du nicht mehr wiedersehen und nicht mehr fürchten müssen! Kreuze oder radiere es aus! Du kannst es aber auch wie im Film machen: Zoome dich aus der Szene wortwörtlich heraus, lass sie immer kleiner werden und in den Hintergrund verschwinden, bis sie so groß ist wie ein Stecknadelkopf. Und mit einem leisen „Plopp" dann völlig verschwindet … Weg.

Im Gegenzug kannst du das positive Traumbild ebenfalls noch weiterverwenden: Begebe dich noch einmal hinein und male dir das Glücksgefühl in allen Einzelheiten aus. Spüre, wie glücklich dich dieses Bild macht! Sauge die Empfindung, dieses Gefühl rundum zufrieden zu sein, komplett in dir auf – und verankere sie, wie zuvor schon beschrieben. So kannst du das Bild und die damit verknüpften Emotionen immer wieder abrufen, wenn du sie einmal brauchen solltest, wenn dich doch mal wieder die Eifersucht einholt. Versuch es!

So, jetzt hast du eine Menge Handwerkszeug bekommen, um deine Eifersucht endgültig in den Griff zu bekommen. Nutze sie! Und du wirst sehen, dass dein Leben deutlich zufriedener werden wird, wenn du dich darauf einlässt. Als kleines Dankeschön erhältst du von uns eine kostenlose Vorlage, welche dich bei der Umsetzung des 10 Schritte Programms unterstützen soll. Hier kannst du Orte, Momente, etc. eintragen. Besuche dazu bitte die Seite www.die-Persönlichkeitsexperten.org und folge den Anweisungen.

Viel Spaß beim Üben und Erfolg haben!

Empfehlungen

Du interessierst dich zusätzlich noch für das Thema Einsamkeit, da du möglicherweise trotz Beziehung und Freundeskreis nicht die Zuneigung und Anerkennung bekommst, die du dir wünschst? Dann können wir dir den folgenden Ratgeber empfehlen:

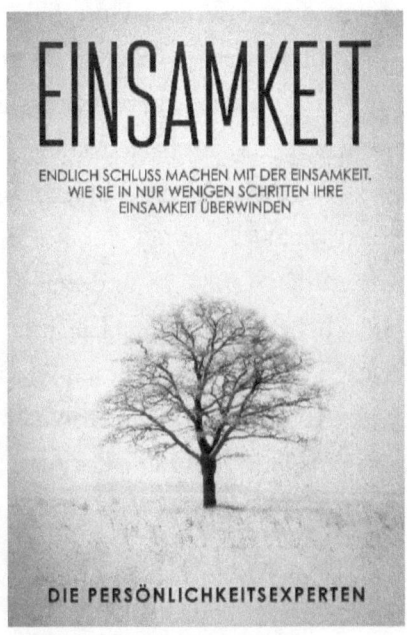

Den Ratgeber findest du auf Amazon unter dem Link: **https://www.amazon.de/dp/B07N58639S** oder durch Eingabe des Buchtitels: „Einsamkeit" im Amazon Suchfeld.

Haftungsausschluss

Der Inhalt dieses E-Books wurde mit großer Sorgfalt geprüft und erstellt. Für die Vollständigkeit, Richtigkeit und Aktualität der Inhalte kann jedoch keine Garantie oder Gewähr übernommen werden. Der Inhalt dieses E-Books repräsentiert die persönliche Erfahrung und Meinung des Autors und dient nur dem Unterhaltungszweck. Es wird keine juristische Verantwortung oder Haftung für Schäden übernommen, die durch kontraproduktive Ausübung oder durch Fehler des Lesers entstehen. Es kann auch keine Garantie für Erfolg übernommen werden. Der Autor übernimmt daher keine Verantwortung für das Nicht-Erreichen der im Buch beschriebenen Ziele. Dieses E-Book enthält Links zu anderen Webseiten. Auf den Inhalt dieser Webseiten haben wir keinen Einfluss. Deshalb kann auf diesen Inhalt auch keine Gewähr übernommen werden. Für die Inhalte der verlinkten Seiten ist daher der jeweilige Anbieter oder Betreiber der Seite verantwortlich. Rechtswidrige Inhalte konnten zum Zeitpunkt der Verlinkung nicht festgestellt werden.

Impressum

Dennis Walter
Malterstraße 19
56070 Koblenz
dw312@web.de
1.Auflage 2019